AF448894

Hablando del corazón de mi hijo

Dra. Sara Fabiola Ordorica Sandoval

EDIQUID

Hablando del corazón de mi hijo
© Sara Fabiola Ordorica Sandoval

Editado por: Corporación Ígneo, S.A.C.
para su sello editorial Ediquid
José Olaya 169, Ofic. 504, Miraflores. Lima, Perú
Primera edición, febrero, 2025

ISBN: 978-956-6404-15-6

www.grupoigneo.com
Correo electrónico: contacto@grupoigneo.com | Teléfono: +51 955 071 270
Facebook: Grupo Ígneo | X: @editorialigneo | Instagram: @grupoigneo

Colección: Integrales

Contenido

Agradecimientos

A estas personas maravillosas que se tomaron el tiempo de leer lo que iba escribiendo, ayudándome con sus críticas y comentarios:

Dra. Elva Nidia Zavala. Nefróloga pediatra. Maestra en Investigación y Educación, Culiacán, Sinaloa.

Dr. Bernardo Cline. Cardiólogo pediatra. Electrofisiólogo, Mexicali, B.C.

Dra. Gerdiracema del Cid. Cardióloga pediatra. Maestría en Cuidados Críticos y Cardiovasculares Agudos. Toluca, Edo. de México.

Dr. Héctor Barajas. Doctor en Genética Médica. Instituto Lankenau, Pensilvania.

Lic. Juan Ordorica Cabrera, economista, licenciado y comunicólogo.

Y, ¿por qué no? A mis hijos.

1. Empecemos

Qué difícil es hablar de algunos temas por medio de libros, donde las palabras no son suficientes para calmar el alma acongojada, devastada y desesperada de los padres. Pero existen miles de libros de autoayuda, de psicología, de la importancia de una buena alimentación, para el manejo del colesterol, inteligencia emocional, de política, asesinos seriales, seres fantásticos, etc., siendo un sinfín de temas, y todos se ponen de moda. Entonces, ¿por qué no poner de moda lo que se ha vuelto un problema de salud real?

Los problemas cardíacos en niños son realmente más comunes de lo que creeríamos; solo que, simplemente, no se conocen. Es por eso que es de mi interés el desarrollar algo que ayude a calmar un poco la angustia de aquellas personas que están pasando por uno de los peores momentos de su vida.

Al tratarse de un tema tan borrascoso como lo es la complejidad misma que implican las enfermedades cardíacas en niños/adolescentes, la cosa se vuelve un poco más dantesca, debido a la carga emocional, social y, ¿por qué no decirlo?, económica que interviene cuando se descubre una enfermedad cardíaca en un niño, y más si este es tu hijo.

Cuando uno se percata de lo que está pasando, se da inicio a la onda de demolición, sí, como una de esas bombas expansivas: puede llegar a familiares, amigos, vecinos, compañeros de trabajo y todo aquel que comparta sentimientos reales hacia la pareja que ha caído en el infortunio, los cuales, de forma tal vez indirecta, se van inmiscuyendo con el sufrimiento de los padres y buscan desesperadamente la mejor manera de ayudar.

Los padres nos perdemos en un abismo, con una sensación de caída libre sin paracaídas, sin encontrar salida alguna. No existen palabras ni explicación alguna en el momento del diagnóstico que dé tranquilidad, y de pronto la tempestad de ideas se convierte en un tsunami, generando muchas veces una destrucción monumental en el entorno del niño, buscando de manera obsesiva una necesidad imperiosa de entender todo el proceso que conlleva el hecho de tener un hijo con cardiopatía, teniendo que aceptar que, aunque no todas, sí en algunas ocasiones, esta se convierte en una enfermedad crónica que durará toda la vida.

Sí, todo esto, en una vida que, en algunas ocasiones, a veces empieza, y en otras, en una vida que ya va encaminada, viéndose truncado un futuro que tal vez nunca será como hubiésemos querido. Así que también, como médicos, tenemos que aprender a darnos a entender, ya que entre más informados estén los padres, las decisiones que se tomen serán las más adecuadas para su hijo.

Cuando sabemos que estamos esperando, como padres, nos llenamos de miedos, pero también de ilusiones y fantasías. Damos por hecho que tendremos niños sanos, nos imaginamos ese día de nacimiento con bombos y platillos. ¿Qué cosa podría salir mal? Esperamos con ansias el nacimiento de un bebé sano. ¿Acaso no es lo normal?

Los nueve meses de gestación nos preparamos física y mentalmente para recibir a una nueva vida. Durante este tiempo, diseñamos el lugar donde va a dormir, vamos comprando la ropa que llevará, empezamos a buscar el nombre que llevará toda su vida, deseando que sea de su agrado.

Nuestra imaginación vuela, y aunque aún no está presente, tratamos de generar un entorno perfecto para la nueva vida que va a llegar a alegrarnos. Nos ilusiona la idea de las risas reinando la casa, los muebles llenos de chocolate y hasta llegamos a imaginarnos el momento cuando llegue la ida a la universidad. Nos aterra pensar que aquel ser frágil pueda ser lastimado en algún momento. Lo queremos feliz y seguro.

Si es el primero, el miedo se apodera de nosotros, ese miedo a lo desconocido, pero si es el segundo o el quinto, la cosa no cambia mucho, solo que ya sabes el camino a transitar y el miedo ya no es tanto.

Pasan los primeros días y, aunque la felicidad nos brota por los ojos, nos vemos en el espejo y vemos cómo nuestro cuerpo va cambiando. Sin embargo, la felicidad no se puede esconder y nuestro corazón late más rápido que el de un colibrí. A veces, sin quererlo, pasamos de la risa al llanto o del llanto a la risa. Nuestras hormonas hacen de las suyas y nos hacen sentir en una montaña rusa de emociones.

El embarazo debería ser la mejor parte de la vida de una pareja que ha decidido ser padres. Pero todas las historias son diferentes y no todas tienen el camino tan fácil, y algunas no tienen finales felices. Para algunos, la pesadilla inicia al llegar a la semana 18 o 22 de gestación; para otros, al nacimiento, y algunos otros, pocos, después del año, o hasta la adolescencia. Sea cuando sea, la noticia quebranta el alma. La caída al abismo inicia: **hay un problema en el corazón de tu hijo.**

Todo se nubla, sientes que te sales del carrito de la montaña rusa, el miedo, angustia y desesperación se instalan en el lugar de la felicidad y la ilusión. El pensar en «¿cómo va a nacer?» se vuelve en «¿va a nacer?». El pensar en «¿dónde va a dormir?» se convierte en un horario de visitas, en una lucha contra el tiempo, en un ir y venir diario.

El disfrute del nacimiento da paso de inmediato a un estado de zozobra y desasosiego permanente. Todo se vuelve tan oscuro, la tempestad que se aproxima nubla el horizonte de la vida futura. Se empieza la búsqueda de la culpa, y la mente comienza a generar una serie de preguntas como qué hice o qué dejé de hacer, por qué nació así o por qué no me di cuenta antes. Y cuando se detecta en edades más avanzadas, se comienza la búsqueda de los culpables, recayendo primero en el médico que da el diagnóstico y después en el médico que lo recibió y en los médicos que lo han examinado.

Al momento del diagnóstico, lo primero que se presenta es la incredulidad, y esta da pie al enojo, terminando en una inquietud y enfrentando una realidad tipo libro de George R. R. Martin, donde te enamoras de ese personaje que se vuelve el favorito de la historia, pero no sabes cuál es el verdadero final del mismo.

La soledad invade a la pareja, algunas se solidarizan, otras se separan. Es una carga emocional y económica enorme, pero el miedo es de ambos, ese miedo de lo que depara el futuro, de ese futuro que hasta el momento no se ve lejano.

A pesar de que la mayoría de las enfermedades cardíacas en niños tienen solución, no dejan de ser desoladoras y devastadoras, y no solo para los padres, sino también para los familiares, y por desgracia esto no se conoce. Solo oímos que alguien tiene un hijo con enfermedades cardíacas y creemos que el futuro de ese niño es desafortunadamente corto. ¡Oh, cuánta mentira! El futuro de estos niños es, en la actualidad, muy alentador.

Es necesario tener un claro conocimiento de que la detección oportuna de las mismas mejora mucho la calidad de vida y las posibilidades de llevarlos a tiempo a un tratamiento oportuno, logrando que estos recién nacidos, niños o adolescentes lleguen a desarrollar una vida normal o dentro de lo normal.

Yo lo viví. Fue cuando a mi hijo de 3 años se le detectó una malformación cardíaca. En ese tiempo, era apenas una interna de pregrado, y aunque había terminado ya la escuela de medicina, aún no ostentaba el título de médico. Sentí miedo, sentí mi mundo caer en mil pedazos y solo abracé a mi hijo y lloré.

El no saber hace que tu mente vuele a mil por hora. Una noticia así te deja desarmado y tu intelecto se baja a cero. No entiendes lo que te dicen, solo escuchas que hay que operar y sientes que tu corazón para en ese momento. Lo único que podía hacer es ver a mi hijo y decirme: «Pero yo lo veo bien, no sé de qué me hablan».

Con el tiempo, ya cuando mis conocimientos fueron más amplios y me dediqué a la especialidad en cardiología pediátrica, supe que el problema de mi hijo era, gracias a Dios, de los menores, que, aunque sí ocupó una cirugía, era de las más frecuentes y menos riesgosas. Gracias a Dios, a la vida y a los médicos, todo salió bien, pero el hecho de ver a tu hijo con un ventilador, saliendo a una unidad de terapia intensiva, no se le desea a nadie.

Desde entonces entiendo la importancia de la información, aunque a veces sea dura, pero debe ser real, la importancia de la empatía de uno como médico que se debe de tener hacia los padres. No es fácil lo que pasan, ellos sufren en el alma, el que padece la enfermedad es el niño, pero el que lo sufre somos los padres.

Como médico, lo único que nos queda es informar y apoyar en el camino que se va a transitar, ya que la medicina paternalista, la cual se basaba en que el médico tomaba las decisiones, ya pasó de moda. Ahora esta decisión depende de los que padecen la enfermedad, volviendo la medicina en una relación más estrecha entre médico y paciente, donde el médico aporta los conocimientos y los familiares toman las decisiones.

Sé que existen muchas dudas y muchas de ellas van saliendo conforme va pasando el tiempo. Después de que el mareo del golpe inicial va disminuyendo, empieza la fuga de ideas y preguntas revoloteando en la cabeza. Es cuando la acción del médico es de importancia, con la finalidad de bajar los niveles de angustia y ansiedad para lograr tomar las mejores decisiones para el bien del niño.

Es importante dar a conocer que la supervivencia de un niño con cardiopatía ha mejorado mucho en los últimos años. El hecho de que tu hijo tenga una enfermedad no quiere decir que todo esté perdido, pero tampoco te voy a mentir, hay un camino largo que recorrer, y debido a los nuevos avances en la realización de diagnósticos oportunos, así como de nuevos medicamentos, técnicas de mínima invasión y mejores técnicas quirúrgicas, se ha permitido que la supervivencia y la calidad de vida de tu hijo sean mejores, pudiendo llegar muchas veces hasta la edad adulta.

Es por lo anterior que me di a la tarea de contestar algunas dudas que con frecuencia me hacen en la consulta diaria, y que sinceramente alguna vez yo también me hice. Creo que este es mi pequeño granito de arena, dejando algunas respuestas aquí por escrito para que se tenga a la mano un pequeño arsenal de información y que me ayudará a acompañar a cada uno de los padres que sufren la cardiopatía de su hijo. Así como a cualquiera que le interese saber sobre el cuidado y la salud cardiovascular en su hijo, y no solo de tu hijo, sino que este puede ser tu sobrino, amigo, vecino, tu alumno, etc.

Y entre más informados nos encontremos, mejor podemos ayudar y ayudarnos, conociendo además que no todos estamos exentos de pasar por este trago amargo, y que es mejor tener el conocimiento para ayudar a nuestros seres amados a pasar por esta prueba.

Por lo tanto, se necesita el mayor apoyo posible, y como médico, en lo que respecta a mi sentir, lo más importante primero es no abandonar al paciente, sino ser su acompañante e intentar brindar todo el conocimiento que se encuentre en mis manos, ya que es un trabajo en equipo donde todos tenemos la misma meta: la permanencia de una buena calidad de vida de tu niño.

2. ¿Es mi culpa?

No se necesita contar alguna historia específica para poner un ejemplo del sentido de culpa por haber tenido un hijo con enfermedad cardíaca, desde mi experiencia, un 98 % (científicamente no está establecido este porcentaje, es algo subjetivo) de los padres, tarde o temprano, me hacen esta pregunta llena de temor y, aunque en pocas ocasiones no digan nada, lo veo en sus ojos.

Es una pregunta que hace que el temor se incube en la garganta y, a veces, no deja salir la voz, pero eventualmente se va formando el sonido para alcanzar a decir: ¿Es mi culpa? ¿Por qué pasó esto? ¿Qué hicimos mal? ¿Pude haberlo evitado?

Quiero decirles que el hecho de tener un hijo con una malformación cardíaca no debe ser motivo de culpa para nadie. No fue un susto o un antojo no cumplido, un enojo, no fue la luna ni tampoco algún mal pensamiento, y mucho menos un castigo de Dios o de la naturaleza. El remordimiento carcome y envejece más pronto el alma.

Se debe tener en cuenta que, en la gran mayoría de los casos, no se conoce la causa que condicionó dichas alteraciones en la formación cardíaca. Pero deben saber que la posibilidad de que nazca un bebé con enfermedad en la estructura del corazón es de 8 a 10 por cada 1000 recién nacidos vivos, lo que corresponde al 1 % de la población de recién nacidos.

Esto incrementaría si se tomara en cuenta los abortos (que es la pérdida del feto durante los primeros tres meses), ya que estos se deben principalmente a malformaciones en algún órgano del feto, y de estas, las cardíacas se consideran las principales.

¿Y por qué se presentan las malformaciones en el corazón? En algunas ocasiones, casi en un 80 % de las veces, las causas de estas alteraciones en la formación cardíaca no se conocen, a lo cual consideramos que son de origen multifactorial. Pero ¿esto qué quiere decir? Que contribuyen mucho nuestro entorno y nuestros genes, sin poder encontrar una causa específica, pudiendo estar interactuando una causa genética y ambiental al mismo tiempo.

Dentro de este origen multifactorial, los factores de riesgo que aumentan la probabilidad de condicionar una formación anormal en la estructura cardíaca incluyen algunas enfermedades, como la diabetes mellitus y la obesidad; algunas ingestas de sustancias, como el alcohol, el tabaco y drogas como la marihuana; algunos medicamentos que contengan ácido retinoico o la ingesta de litio (este medicamento es común en pacientes con bipolaridad); también la fiebre durante el primer trimestre y algunas infecciones virales como la rubéola, por lo cual no se debe aplicar la vacuna de la rubéola seis meses antes del embarazo.

Así que, si me preguntas si todas las enfermedades cardíacas se transmiten de padres a hijos, la respuesta es: no, existen causas multifactoriales a esa enfermedad ya existente, como la ingesta de algún medicamento o el contacto con algún químico, etc., lo que hace que la información para la formación del corazón no se transmita o se transmita erróneamente, sin ser algo que se encuentre en nuestras células. A esto lo llamamos multifactorial con baja probabilidad de recurrencia familiar.

Ahora bien, en algunos bebés (aproximadamente un 24 - 40 %) puede estar asociado a otras enfermedades o alguna otra alteración estructural en otro órgano, y es a esto lo que denominamos **síndromes malformativos genéticos**, causados en un 30 a 50 % de las ocasiones por afección de un gen, una alteración en el número de cromosomas o variaciones o errores al momento de la copia de la información genética de la secuencia genética dentro de las células como las principales causas genéticas.

Pero ¿qué es esto de las malformaciones genéticas? Para poder entender qué es esto, primero te voy a dar un recorrido por el maravilloso mundo de la genética. Te explico: todo ser viviente tiene dentro de sus células un sistema de información; esta información, además de darnos nuestras características propias como ser humano único, también nos hace tener ciertas características similares a nuestro entorno familiar.

Por lo tanto, además de parecernos físicamente a nuestros familiares, tenemos el riesgo de tener, en algunas ocasiones, las mismas enfermedades y transmitirlas también a nuestros hijos. Esta es la **ley de la herencia genética** (heredamos enfermedades en lugar de millones de pesos).

Ahora bien, toda esta información se encuentra en unos lugares que llamamos GENES. Los genes, que son unidades de conglomerado de información nuclear a nivel celular, vienen siendo los libros donde se guarda toda la información de nuestra biblioteca humana. Actualmente, sabemos que existe aproximadamente un total de 20 000 a 23 000 genes, los cuales están formados por moléculas de una sustancia llamada ADN (ácido desoxirribonucleico, sí, ese que nos enseñaron alguna vez en la secundaria).

Este compuesto químico se encuentra en todas nuestras células que tienen núcleo y codifica todas las instrucciones para crear las proteínas y desarrollar la vida. Este tipo de material está compuesto por cuatro sustancias que se llaman nucleótidos, los cuales están unidos en pares en diferentes combinaciones, generando así una especie de código, sí, como una caja fuerte. Y por eso se llama **código genético.**

La misión principal de los genes es la producción de proteínas, las cuales son las encargadas de realizar varias acciones para el buen funcionamiento y desarrollo de nuestro cuerpo, además de darnos nuestras características y hacernos únicos, pero con cierto parecido a nuestro entorno familiar. Así que los genes son prácticamente los libros de la biblioteca donde tenemos nuestra información, a la cual llamamos ADN. Esta es la información que tenemos dentro de los libros (como un manual para hacer un ser humano), diciéndonos cómo debe ser, desde el color de nuestros ojos, el tono de nuestra piel, el tipo de cabello...

Las mutaciones o malformaciones de los genes pueden producir enfermedades genéticas como también nos proporciona cierta predisposición a algunas enfermedades como la diabetes, hipertensión arterial, obesidad, algunos cánceres, etc. Esta información que se encuentra en los genes se va pasando de generación en generación. Así que, de igual forma que estas enfermedades se transmiten de padres a hijos, también existen enfermedades cardiacas que tienen un origen genético, ya sea porque se transmitieron de padres a hijos, o hubo alguna falla en la lectura de la información.

Es importante saber que el riesgo aumenta cuando uno de los padres ha sufrido una malformación a este nivel o se tiene el antecedente de un hermano que haya nacido con una cardiopatía congénita.

Así que, el ADN forma los genes y estos se encuentran localizados en los cromosomas; pero te preguntarás, ¿qué es un cromosoma? Pues bien, el cromosoma es donde se encuentra toda nuestra información genética, teniendo un total de 46 cromosomas, de los cuales 23 son proporcionados por la madre y 23 por el padre (más o menos, así como cuando haces un cóctel).

Así que, los cromosomas están llenos de genes, que ya dijimos, son la información específica que nos da nuestras características propias. Esta información es la que se pasa de generación en generación, es decir, de padres a hijos sucesivamente, aunque existen algunos casos donde se presentan mutaciones o una lesión de reciente aparición, lo que se conoce como lesión «de novo», sin culpar a los padres de su participación en la herencia de estas malformaciones genéticas.

Para explicarte mejor, los cromosomas serían como los libreros, los genes como los libros, y el ADN, en realidad, es la información que tiene cada gen, o sea, como las letras de los que están compuestos los libros. Entonces, cuando decimos que es una afección de uno o varios genes, estamos hablando de que el problema está en los libros, y cuando decimos que es en un cromosoma, nos referimos al número y la forma de los libreros.

Un ejemplo claro sería los niños/jóvenes con síndrome de Down, ya que este es uno de los síndromes más conocidos, el cual se caracteriza por tener un cromosoma extra, por lo cual se conoce como trisomía 21 (ya que el gen 21 se encuentra tres veces en lugar de dos). Así que en este síndrome se tiene un librero de más. Los bebés que cursan con una alteración cromosómica cuentan con un riesgo de un 30 % o hasta un 80 % de tener una malformación estructural cardiaca asociada.

Existen también enfermedades genéticas en menor porcentaje, donde la lesión puede ser mínima, más o menos como si a un libro le saliera mal la copia de solo una página, o a veces pudiendo llegar a ser solo una palabra la que haga falta. Y con este pequeño detalle anómalo puede generarse la alteración en cualquier nivel de formación.

A veces, estas alteraciones pueden pasar desapercibidas, ya que no se manifiestan con afecciones en la estructura cardiaca, sino más bien con su función, o en la transmisión del impulso eléctrico, pudiendo desarrollar eventos de alteraciones en el ritmo y esto llevar a un joven a un evento cardiaco desafortunado, como sería una muerte súbita.

El corazón es el primer órgano en funcionar, empieza a latir a los 15-18 días de gestación (ahí empieza la vida) y deja de hacerlo cuando morimos. Es al fin del primer trimestre cuando se encuentra totalmente desarrollado. Así que esta es la principal etapa para el desarrollo del mismo, y en muchas ocasiones no sabemos de nuestro embarazo hasta casi la mitad del primer trimestre, y es cuando ya hemos estado expuestos a ciertos factores ambientales sin darnos cuenta. Es ahí la importancia de embarazos mejor planificados y llevar un seguimiento durante el desarrollo del mismo.

Si tu bebé nació con una cardiopatía y cuenta con alteraciones en otros órganos, así como antecedentes de cardiopatías en la familia y antecedentes de abortos previos, lo importante será acudir a un consejo genético con el médico encargado de valorar este tipo de alteraciones (alteraciones en los libros, libreros y hasta en las hojas de nuestros libros).

Este médico se llama **genetista**, y él nos ayudará a buscar si el bebé cuenta con alguna enfermedad de tipo genético con riesgo de transmisión a próximos embarazos o generaciones, así como determinar si es un evento aislado, y, por medio de estudios genéticos a nivel molecular especiales, poder encontrar el lugar de la lesión, siendo importante para el pronóstico, las complicaciones y los posibles tratamientos.

Hay ocasiones en que, durante el proceso del crecimiento de nuestros hijos, pueden presentarse manifestaciones compatibles con algún síndrome genético, ya que algunos se detectan después de la adolescencia. Un ejemplo de ello es el síndrome de Marfan, que es un síndrome que afecta la producción de colágeno, haciendo que las articulaciones y todas las estructuras que tengan colágeno, como las arterias, se encuentren débiles, por lo cual existe un alto riesgo de enfermedades, principalmente a nivel de las válvulas cardiacas y de las grandes arterias, pudiendo iniciar con datos clínicos durante la primera década de la vida.

Con base en lo anterior, puedo decirte que, si tu hijo cuenta con una alteración estructural, puede ser debido a muchos factores que contribuyeron a que la lectura de la información no se haya realizado adecuadamente, perdiéndose esta por agentes externos (adquiridos o de nueva presentación) a tus genes, o que tu información ya venga con algún daño y se haya transmitido a tu hijo.

¿Y cómo saber qué tipo de problema genético es?

Antes de los años noventa, era muy difícil establecer diagnósticos genéticos, ya que estos estudios solo consistían en observar el número y tamaño de los cromosomas (cariotipos). Sin embargo, debido a los grandes avances que se presentaron en el siglo XX, como fue el **Proyecto Genoma Humano**, que comenzó en 1990 en Estados Unidos, teniendo como objetivo oficial de mapear la secuencia completa del ADN (conocer todas las letras de todos los libros) de los seres humanos, este objetivo final era poder leer todos los libros de nuestros genes y saber cuántos son. Ya te imaginarás la importancia de este proyecto, siendo una de las hazañas más importantes en la investigación médica.

Este mapeo o lectura concluyó en 2003, lo que ayudó, y sigue ayudando, a la identificación más exacta en el diagnóstico de enfermedades genéticas, sobre todo en su entorno molecular (o sea, en lo más profundo de nuestras células), con lo cual se pueden diseñar nuevos tratamientos para el mejor pronóstico de ciertas enfermedades o la prevención de las mismas, pudiendo, en algún momento, realizar algún tipo de manipulación de estos mismos genes que impediría que se desarrollen ciertas enfermedades.

¿Y cómo se hace el diagnóstico o cómo se leen nuestros genes?

Este tipo de estudios se realizan a través de la sangre, pero en la actualidad existen muchas técnicas para leer nuestra información, y todo depende de qué es lo que se está buscando. Actualmente, además del cariotipo, que consiste en el conteo total de cromosomas (se cuenta el total de libreros, además de saber localización dentro de nuestra biblioteca), también se han diseñado técnicas que ayudan a estudiar más profundamente el daño genético que se está presentando. Algunas de estas técnicas más utilizadas en la actualidad son:

1. **FISH:** esta técnica consiste en teñir un cromosoma
   con la finalidad de identificar una anomalía estructural, por ejemplo, una pérdida de una parte, una colocación inadecuada de alguno de los lineros dentro del
   mismo (para identificar la ubicación de un gen específico en un cromosoma, así como el número de copi-
   as de la información).
2. **Microarreglos:** estudio limitado de muchos genes o
   los cambios en la posición de los mismos.
3. **Secuenciación masiva de genes por panel:** se valora
   la localización exacta de cada palabra de nuestro código genético, pero solo una parte, incluyendo los genes
   más importantes clínicamente y recomendados para
   estas variedades de enfermedades y síndromes cardiacos asociados a muertes súbitas de origen cardiaco en
   niños/adolescentes y adultos. Esta prueba genética es
   una de las más efectivas por la precisión para identificar mutaciones en un corto plazo.
4. **WES (Secuenciación exómica completa):** se estudia
   toda la información escrita en toda tu librería del ser
   humano.

Pero ¿qué es todo esto? Todo lo anterior son tipos de estudios que podrán ser explicados ampliamente por tu genetista,
quien decidirá si se requiere realizar algún estudio y, de ser así,
cuál es el más indicado para tu hijo.

Cuando la enfermedad cardiaca se diagnostica dentro de la
pancita de la mamá, existen también técnicas que nos ayudarán
a establecer si hay alguna malformación genética/cromosómica
que pudiera condicionar más alteraciones estructurales, ya sea
cardiacas o en algún otro órgano, pudiendo llegar a poner en
peligro la vida del bebé al momento del nacimiento.

Estas técnicas son seguras en buenas manos y nos ayudarán a la planeación del parto, mejorando la sobrevida de los bebés. Por lo tanto, es probable que su médico materno-fetal le sugiera este tipo de estudios, los cuales consisten en tomar un poco de líquido de la cavidad abdominal para su análisis; esto se llama **amniocentesis.**

Así como ven, la culpa no es tuya, ni tampoco un castigo divino. Nadie nos está castigando, más bien es una serie de sucesos desafortunados que interactúan en un momento específico, conllevando a un desbalance en la información genética, lo que lleva a una mala formación cardiaca. El hecho de crear una vida nueva y que todo el proceso se lleve a la perfección es el verdadero milagro.

Todos estamos acostumbrados a ver niños que nacen sanos, y creemos que es lo común; ya no nos asombramos de ese suceso. Pero, si conociéramos todo el mecanismo que lleva a la creación de esta nueva vida, nos sentiríamos ante algo inefable y etéreo, sorprendidos ante el maravilloso milagro que es la vida misma.

Por lo tanto, no es culpa de nadie. A veces la naturaleza nos juega una mala pasada, en algunas ocasiones es como ir al servicio militar y sacar bola negra o blanca. Ya no depende de uno, sino de la suerte o del entorno. Pero lo que sí podemos hacer es tratar de evitar lo más que se pueda, disminuyendo los riesgos que podemos controlar, al conocerlos y haciendo embarazos programados, con un buen control prenatal, mejorando nuestra calidad de vida, como tener más control de las enfermedades con las que ya cursamos, bajar de peso, la realización de actividad física que mejore nuestro estado cardiovascular, etc. Todo esto ayudará a tener hijos con corazones sanos en la mayoría de los casos, y que de lo único de lo que tendremos que preocuparnos sea que no sean lastimados al momento de enamorarse.

La concepción de una nueva vida es el verdadero milagro, la manifestación de la precisión de un sistema diseñado para no tener el más mínimo error. Pero ¿por qué pasó eso? En muchas ocasiones no se puede responder esta pregunta, pero si tu hijo, por gracia divina, nace sano, agradécelo a Dios, a la vida o a quien creas, ya que su mecanismo en la formación fue un evento increíblemente perfecto. Tu hijo sano, sinceramente, es el verdadero milagro de la vida.

3. Pero ¿qué es lo que tiene?

Mi hijo se enfermaba mucho de las vías respiratorias, acudir al servicio de urgencias ya era una rutina para mí, no ganaba peso y el corazón siempre lo tenía como si se quisiera salir del pecho. Yo, a pesar de haber estudiado medicina, aún me encontraba en mi etapa de formación y desconocía mucho acerca de las enfermedades cardiacas.

Una noche, lo vi respirando rápido. Fui por mi estetoscopio y, ¡oh sorpresa!, algo escuché que no estaba bien. Al día siguiente acudí con su pediatra y, efectivamente, algo no andaba bien en el corazón de mi hijo. En ese tiempo, acababa de llegar a mi ciudad un cardiólogo pediatra y, con solo escucharlo, me dijo lo que tenía. Procedió a realizar los estudios y fue cuando me confirmó que tenía un problema en su corazón.

Cuando uno oye que hay algo en el corazón de nuestro hijo, nos imaginamos lo peor, y a veces, por más que los médicos lo expliquemos, al inicio el entendimiento se va de vacaciones y no logramos comprender de lo que habla el doctor. Solo escuchamos como una voz lejana, que se va perdiendo con el viento antes de llegar a nuestros oídos, y muchas veces solo alcanzamos a ver ese movimiento de los labios, como si se tratara de esas películas antiguas en blanco y negro sin sonido, empezando la caída a un abismo donde sentimos que no encontramos el fondo.

Pasan los días y, ya cuando las aguas se calman y el entendimiento empieza a regresar, es cuando nos ponemos a analizar y decirnos:

—Pero ¿qué fue lo que me dijo el doctor?

Y empiezan los abuelos, tíos, parientes, amigos y hasta los vecinos a preguntar qué es lo que tiene tu hijo, y tú no sabes ni qué decir.

Te voy a ser sincera: poner un nombre al diagnóstico de los problemas cardíacos a veces es más complicado que el diagnóstico de la cardiopatía misma. Generalmente no tienen un nombre común como sería diarrea, infección, apendicitis, neumonía, etc.

Los diagnósticos en las enfermedades cardíacas están más encaminados a describir las alteraciones anatómicas y, a veces, el nombre es más largo que la enfermedad.

Como médico, es importante darse el tiempo de explicar un poco el funcionamiento normal del corazón (yo uso dibujitos), con lo cual se puede llegar a entender más de lo que se está hablando.

Así que déjame tratar de explicarte: el corazón es una máquina que funciona como un sistema de bombeo, el cual, desde los 15 días de vida, se encuentra en movimiento, enviando la sangre a todo el cuerpo. Primero, durante su vida intrauterina, ayuda a su desarrollo y crecimiento, y después del nacimiento, su función es mantener la oxigenación y los nutrientes necesarios para el buen funcionamiento de todos los órganos.

Este sistema de bombeo funciona por estímulos eléctricos que el corazón mismo es capaz de producir (¿ven lo genial y maravilloso que es el corazón?), enviando toda esa energía a través de un sistema de cableado que va dentro del músculo y hace que este, como un resorte, se contraiga y se dilate con cada estímulo, lo que permite que la sangre sea expulsada hacia el cuerpo y los pulmones.

El corazón, al ser un sistema de bombeo, consta de dos circuitos: uno de **baja presión**, que permite que la sangre sin oxígeno y con productos de desecho llegue al lado derecho (o sea, sangre sucia y no precisamente por ser «muggle»), con la finalidad de ser llevada hacia los pulmones, los cuales se encuentran esperando para purificar la sangre y oxigenarla. Este sistema de baja presión está formado por la aurícula derecha, ventrículo derecho y la arteria pulmonar.

El otro sistema de bombeo es de **alta presión**, el cual requiere más fuerza al momento de su contracción para enviar la sangre ya oxigenada (sangre limpia) que viene desde los pulmones hacia el lado izquierdo y de ahí todo el cuerpo a través de unas venas que se llaman venas pulmonares. Este lado también está formado por una aurícula izquierda, ventrículo izquierdo y arteria aorta, siendo por este sistema que se envía la sangre oxigenada a todo el cuerpo (sí, hasta la punta del dedo gordo), para cumplir las funciones de oxigenación y nutrición.

Todo este sistema de presiones es un circuito cerrado que trabaja en un equilibrio perfecto, por lo tanto, todo lo que sale por la izquierda tiene que regresar al lado derecho. Pero para que la sangre sucia no se mezcle con la sangre limpia, dentro del corazón existen unas paredes que separan el lado derecho del izquierdo.

Así, el corazón es como un tipo de casa, con cuartos y paredes comunicadas por unas puertas que llamamos «válvulas», que son las que controlan y dirigen el paso de sangre de un cuarto a otro. Y al igual que una casa, existe un sistema de tubería que es el responsable de sacar la sangre, siendo la salida por el lado derecho a través de la arteria pulmonar, que lleva la sangre a los pulmones, y la arteria que sale del lado izquierdo se llama aorta, siendo esta la arteria más grande y la mamá de todas las arterias del cuerpo, cuya función y vida dependen en gran parte de ella.

Todo el recorrido de la sangre que sale hasta que regresa lleva un tiempo aproximado de 23 segundos. La cantidad de sangre que expulsa el corazón por minuto va a depender de la edad de los niños, ya que es diferente al nacer, a los meses, a los años y a la edad adulta. En los recién nacidos, todo va a depender del peso. Por ejemplo, en el recién nacido es de 300 a 400 ml/kg/min (no es lo mismo en un bebé de 500 g a uno de 3,5 kg). Ya en una persona adulta, es de aproximadamente 90 ml por latido con un promedio de 70 latidos por minuto, siendo a una velocidad de 2 km/h.

El funcionamiento del corazón debe estar todo fríamente calculado, como diría Chespirito, de la misma forma que la maquinaria de un reloj suizo. Debe de trabajar a precisión, pero cuando existe una alteración a cualquier nivel, ya sea a nivel de la estructura, de la tubería, de la función, en la formación del estímulo eléctrico o en la difusión de este, es entonces cuando se presenta lo que llamamos «cardiopatía» (enfermedad cardíaca). Si esta está presente al nacimiento o se manifiesta en los primeros años, se llama «congénita», pero si se presenta posterior en un corazón previamente sano, se llama «adquirida».

Las cardiopatías congénitas son las principales presentaciones en edades pediátricas y las cardiopatías adquiridas son más frecuentes en adultos. Sin embargo, esto no quiere decir que un adulto no pueda tener una enfermedad congénita y un niño una adquirida. No es frecuente, pero es posible, y más ahora que la sobrevida de los niños con cardiopatías ha mejorado, lo cual ha permitido que alcancen edades adultas.

Así mismo, como el aumento exagerado en la incidencia y prevalencia de la obesidad a nivel infantil ha presentado un incremento en enfermedades con hipertensión, diabetes y síndromes metabólicos que son de alto riesgo cardiovascular, previamente vistos más en adultos, pero ya es más común verlos en niños.

Entonces, ¿qué es lo que tiene mi hijo? Como comenté previamente, es muy difícil poner un solo nombre a la enfermedad cardíaca que tiene tu niño. Pues todo va a depender de dónde se presentó la lesión. Si es a nivel de la pared que separa la sangre dentro del corazón, se les llamará «comunicaciones». Cuando estas están a nivel de la aurícula, se llamará «comunicación interauricular», y cuando está entre los ventrículos, «comunicación interventricular».

Cuando el problema es a nivel valvular, es decir, en las estructuras que permiten el paso de la sangre de forma controlada, tanto de las aurículas hacia los ventrículos como de los ventrículos a las arterias, se les denomina «valvulopatías», de las cuales tenemos cuatro: tricúspide y pulmonar del lado derecho, y mitral y aórtica del lado izquierdo, pudiendo estas estar duras, flácidas, pequeñas, grandes y, en ocasiones, no estar desarrolladas o no existir.

Cuando el problema es a nivel de la tubería principal, que consiste en la aorta y pulmonar y no se encuentra en su localización habitual, estaríamos hablando de «mal posición de grandes arterias».

En el caso de que solo se haya desarrollado un solo ventrículo, se denomina «ventrículo único».

Si el corazón en su estructura es normal pero el problema es a nivel de músculo cardíaco, ya sea que este sea delgado con poca capacidad de elasticidad, o se encuentre un músculo muy grueso, se le denomina «miocardiopatías», porque el problema está en el músculo, que es lo que forma las paredes de nuestro corazón.

Estas pueden ser de tres tipos dependiendo de la alteración presentada en el músculo: si el músculo de los ventrículos es delgado sin capacidad para contraerse, se llamará «miocardiopatía dilatada»; si el músculo es muy grueso y su contracción es exagerada, se llama «miocardiopatía hipertrófica»; y si el músculo es duro sin buena elasticidad, se llama «restrictiva».

Cuando el problema es a nivel de la producción de la energía o de los cables que transmiten el estímulo eléctrico, lo llamaremos «arritmia».

Como verán, no existe un nombre único para determinar la enfermedad estructural cardíaca, pudiendo en un solo corazón existir un sinfín de combinaciones de alteraciones estructurales, pudiendo llegar a existir hasta 150 patologías cardíacas (si no es que más).

Con lo anterior, es importante saber que no importa cómo se llame la enfermedad de tu niño. Lo que sí es importante es que como padres logren entender qué es lo que está sucediendo en su corazón. Para esto, tu médico cardiólogo tiene que explicar ampliamente y con mucho detalle lo que está pasando, y tú, como padre, tienes todo el derecho de preguntar hasta que se resuelvan tus más pequeñas dudas. De hecho, no existen pequeñas dudas cuando se trata del corazón de nuestros hijos.

¿Me vas entendiendo? Hasta el momento, ya podemos saber por qué el nombre de algunas alteraciones, y con base en todo esto y más, cuando se trata de alteraciones estructurales, además de lo anterior, te puedo decir que existen dos tipos de enfermedades cardíacas congénitas (cardiopatías), siendo esto fundamental para la presentación de manifestaciones clínicas.

Estas se dividen en aquellas que ponen a los niños morados (cianóticos), que se deben a una falta de oxígeno en la sangre que circula por las arterias y que podríamos considerar que son las más graves, y aquellas en las cuales no se encuentran morados (acianóticos), donde la concentración de oxígeno a nivel de las arterias es normal.

También, dependiendo del volumen o la cantidad de sangre que llega a los pulmones, se puede dividir en «flujo pulmonar aumentado» (que llega más sangre de la que sale) o puede ser que no llegue la suficiente para oxigenarse (llega menos sangre a los pulmones para que se oxigene). A estas las llamamos «flujo pulmonar disminuido», y otras no tienen problema en el flujo pulmonar, por lo cual las denominaremos de «flujo pulmonar normal».

Dependiendo de esto, las manifestaciones clínicas serán diferentes. Es por eso que no todos los niños con cardiopatías comparten los mismos síntomas y no se tratan de la misma forma.

Para que tu cardiólogo pediatra realice un diagnóstico, se tiene que valorar toda la estructura y función del corazón para poder determinar cuáles son las lesiones. Esto será como valorar el motor de un coche, teniendo que localizar dónde está el daño y, dependiendo de este, será la extensión y gravedad de la lesión. A partir de ahí sabremos qué tipo de reparación se requiere.

La manera en que tu médico cardiólogo pediatra puede hacer esta revisión exhaustiva es mediante una serie de preguntas para conocer el historial de tu niño, así como para determinar factores de riesgo para desarrollar una enfermedad cardíaca.

Posteriormente, pasará a la realización de una minuciosa exploración física, donde lo tocará y con un aparato escuchará su corazón. Según el problema que se estudie, se realizará un estudio para ver la actividad eléctrica, que se llama «electrocardiograma», o se realizará un ultrasonido cardíaco, el cual se llama «ecocardiograma». Este es indoloro para el niño y no lo pone en peligro, ya que los mayores riesgos los corre el cardiólogo debido al llanto enérgico, además de los riesgos de patadas, mordiscos, etc.

En resumen, lo importante de esto es entender que, entre más lesiones haya en la estructura cardíaca, puede ser que la afección sea más grave. Los niños que pueden llegar a ponerse moraditos (cianóticos) son los que cursan con patologías cardíacas más graves, pero no significa que no haya solución. Con los nuevos avances quirúrgicos, la posibilidad de sobrevivir de un paciente con cardiopatía es alta.

Como verás, no es tan fácil ponerle un solo nombre a la enfermedad que cursa tu hijo. Cuando el médico se refiere a que es una «cardiopatía compleja», es muy probable que se trate de un conjunto de malformaciones en la estructura cardíaca, como podría ser una comunicación interventricular con una posición anormal de los grandes vasos y obstrucción de alguno de ellos, como ejemplo. Pudiendo existir un sinfín de combinaciones. Aprendiendo de esto, entre más malformaciones asociadas estén presentes, la patología será más compleja; por lo tanto, aumenta su gravedad y riesgo.

No te angusties si no puedes aprender de memoria lo que tiene tu niño. Con saber que tu hijo tiene un problema en el corazón es suficiente carga. Lo mejor es que lo apuntes y lo tengas a la mano, del mismo modo que es importante tener por escrito los medicamentos y las dosis que se le están dando.

Esto es de suma importancia, ya que, por ejemplo, al acudir a algún servicio médico por cualquier cosa ajena a su problema cardíaco, generalmente se pregunta qué es lo que tiene. Muchas veces es difícil acordarse con exactitud de cuál es el problema y, en ocasiones, el motivo por el cual se acudió al médico pasa a un segundo plano, y se enfoca en un problema que ya está estudiado y en tratamiento. Esto se debe a que las enfermedades cardíacas siempre generan preocupación y ansiedad, hasta entre los médicos.

4. Pero, si cuando nació, ¡todo estaba bien!

Hace poco atendí a un niño que nació por cesárea no programada. Presentó trabajo de parto y estaba previsto para nacer por parto normal, pero, al no ser efectivo y empezar el bebé con problemas, se realizó una cesárea de urgencia. Al momento del nacimiento, requirió maniobras leves de reanimación, maniobras que llamamos básicas para que comenzara a respirar. Después de mejorar, fue llevado al lado de la madre, y el pediatra lo revisó, diciendo que todo estaba bien y que se podían ir a casa.

Los primeros días fueron como los de cualquier bebé: lloraba por comida, dormía sus horas, subió lentamente de peso, pero no le notaron nada anormal. Fue a los meses cuando empezó la penitencia: infecciones respiratorias frecuentes, las visitas nocturnas al servicio de urgencias por pecho cerrado fueron cada vez más continuas, las nebulizaciones constantes y un ir de médico en médico en busca de ayuda.

Fue cuando mi paciente tenía un año que, al ser llevado con su pediatra por un malestar estomacal y después de una revisión clínica minuciosa, el pediatra les comentó a los padres que le escuchaba algo en su corazón y que sería conveniente una valoración por cardiología. Ya se imaginarán la angustia con la que llegaron los padres, no pudiendo creer que, después de tanto tiempo y de ir de médico en médico, ninguno se había dado cuenta.

Al momento en que lo revisé, no tenía enfermedad respiratoria y se encontraba muy tranquilo, lo que permitió que pudiera auscultar adecuadamente sus ruidos cardíacos, y les comenté a los padres que efectivamente había un soplo. Inmediatamente, su cara mostró angustia, y, sinceramente, empaticé con ellos de inmediato porque me vi en su historia.

Es frecuente que en estos casos se empiece a culpar a los médicos que no lo detectaron, al pediatra que lo recibió, y el enojo se apodera de los corazones de los padres, los cuales, asustados, tratan de encontrar una explicación.

Pero quiero comentarles que esto es más frecuente de lo que se podría esperar, y no es que los pediatras sean malos o no hayan revisado bien al bebé. Más bien, ciertos factores que ocurren al momento del nacimiento y que generan cambios transitorios en su sistema circulatorio pueden hacer que defectos no tan graves pasen desapercibidos durante los primeros meses o incluso el primer año de vida.

Hasta hace poco no existía la manera de saber qué bebé nacería con una enfermedad del corazón, lo que hacía que su diagnóstico se presentara cuando ya existían manifestaciones clínicas, siendo esto más frecuente en aquellas cardiopatías muy graves, que podían pasar desapercibidas durante el primer mes, lo cual aumentaba el riesgo de complicaciones.

Hoy en día, existen nuevas técnicas para la detección oportuna de las malformaciones cardíacas, como la realización del ecocardiograma fetal, que es un ultrasonido dirigido especialmente a valorar la anatomía cardíaca entre la semana 18 y 22 de gestación. ¿Y por qué en estas semanas? Fíjense que, en este momento, además de que el corazón ya está formado en su totalidad, es el mejor momento para verlo.

A medida que pasan las semanas, el aumento de la densidad de los huesos y la disminución del líquido, entre otras cosas, hacen más difícil precisar las estructuras intracardíacas. Por eso, esta es la etapa más importante para la realización del ecocardiograma en etapas fetales. Se puede llegar a un diagnóstico de una alteración estructural cardíaca en aproximadamente un 60 % a 80 % de los casos, lo cual también depende de la experiencia de quien realice el estudio. Este porcentaje de detección de una malformación cardíaca puede ser mayor en manos expertas.

Otro método es la realización del tamiz cardiaco, que, por norma oficial, debe realizarse a todo bebé antes de ser egresado del hospital, preferiblemente entre las primeras 24 y 72 horas. Si se realiza antes de las 24 horas, existen algunas características propias del recién nacido, debido a que está en un periodo de adaptación tanto respiratoria como circulatoria al medio extrauterino, que pueden dar un resultado positivo sin que sea una cardiopatía. Cuando se realiza después de las 72 horas, en algunas ocasiones ya es tarde para iniciar un tratamiento oportuno.

Es importante saber que estos estudios generalmente están diseñados para detectar las cardiopatías graves, aquellas que cursan con alteraciones estructurales muy complejas, que muchas veces requieren un manejo inmediato o durante los primeros meses del nacimiento, y que sin estos nuevos métodos podrían pasar desapercibidas durante los primeros días o meses de vida.

Entonces, se harán la pregunta: ¿Por qué no se detectó más temprano, si se hizo un buen seguimiento y cuando nació se revisó? Bueno, primero debemos entender que el nacimiento es un proceso que requiere de adaptación a la nueva vida. El bebé proviene de un medio acuático, donde la concentración de oxígeno es baja (no mayor al 80 %), ya que los pulmones están llenos de líquido y solo reciben el 8 % de la circulación, debido a que sus presiones están muy elevadas como consecuencia de la rigidez de las arterias pulmonares (los pulmones no se usan dentro del vientre materno, por eso son estructuras duras con presiones altas), lo que impide que la sangre llegue a ellos.

A través de varios conductos o desviaciones, que son necesarios durante las etapas fetales, la sangre oxigenada de la placenta llega al resto del cuerpo sin necesidad de pasar por los pulmones. Estas desviaciones o conductos son el «foramen oval», que se encuentra a nivel de las aurículas, y el «conducto arterioso», que conecta la rama pulmonar izquierda de la arteria pulmonar con la aorta descendente. Ambos conductos son sumamente necesarios durante la etapa fetal y sirven para desviar la sangre de los pulmones, permitiendo que pase directamente al cuerpo para que se desarrolle.

Si estas estructuras no se cierran durante esta etapa, la posibilidad de supervivencia del feto es prácticamente nula. Por lo tanto, el foramen oval y el conducto arterioso son estructuras sumamente necesarias para que la sangre proveniente de la placenta oxigenada pase al cuerpo sin pasar por los pulmones durante la estancia del bebé en el vientre materno. Estas estructuras se encuentran con frecuencia en los recién nacidos, pero si persisten después de los 15 días a un mes, ya se consideran anormales, aunque no siempre den síntomas, a veces hasta después de los 3 meses.

Al momento de nacer, más cuando se obtiene por parto normal (que debería ser siempre que sea posible), permite que el bebé libere ciertas sustancias debido al estrés generado en el nacimiento, lo que provoca una caída rápida, pero transitoria, de la presión pulmonar, haciendo que estos se distiendan y la rigidez de sus arterias disminuya. Además, su paso por el canal de parto hace que los bebés sean exprimidos para sacar el líquido acumulado en los pulmones.

Estos mecanismos permiten que sus pulmones se llenen de sangre y se expandan debido al descenso de la presión en las arterias, lo que permite el paso de sangre hacia los pulmones y empieza su funcionamiento. Sin embargo, en algunas ocasiones, como en el caso de mi paciente, o en aquellos que nacen por cesárea programada sin trabajo de parto (lo cual es más común de lo que uno quisiera), los mecanismos para la transición de la etapa fetal a la neonatal no se logran inmediatamente. Esto retrasa la adaptación y disminución total de la presión pulmonar, y puede requerir hasta tres meses.

Para explicarlo mejor, el sistema cardíaco es como el motor de un carro. Al ser nuevo, se espera que funcione bien, ya que fue previamente valorado por ingenieros especialistas, pero eso no implica que, con el uso, puedan presentarse pequeños desperfectos pocos días o meses después de su compra. Así mismo es el corazón, que, no olvidemos, es una especie de máquina que funciona por presiones y bombeo (como las bombas de gasolina de nuestro coche).

Puede ser que tu hijo haya sido atendido por el mejor pediatra del mundo o incluso por un cardiólogo pediatra, pero si los cambios de transición al momento del nacimiento no fueron los adecuados y se presentó algún retraso, es probable que pase desapercibido algún problema cardíaco menor. Por eso es fundamental llevar al bebé a su control subsecuente con su médico pediatra durante el primer año de vida, con visitas periódicas programadas para evaluar la evolución del crecimiento y desarrollo. Estas revisiones permiten conocer el estado cardíaco cuando los niños no están enfermos y, de esta forma, detectar no solo patologías cardíacas, sino también otras alteraciones que podrían pasar desapercibidas.

Ante todo lo mencionado, es frecuente que las cardiopatías no graves no se detecten en los primeros meses, aunque el bebé haya tenido un estudio estructural fetal y un tamiz cardiaco normal. Lo positivo de esto es que, entre más tardíamente se detecten, la probabilidad de que sean graves es menor.

No es culpa del médico no haberlo detectado más temprano. En resumen, que a tu hijo se le detecte una cardiopatía en etapas tardías se debe a los cambios hemodinámicos por los que pasa un recién nacido para adaptarse a su nuevo ambiente. Los estudios de ecocardiografía fetal y tamizaje cardiaco están diseñados para detectar únicamente las cardiopatías graves. La clave está en el seguimiento de tu bebé con citas de control programadas por su pediatra.

5. ¿Acaso no es lo mismo cardiólogo de adultos y cardióloga pediatra?

La cardiología pediátrica, que es el área de la medicina encargada de las enfermedades del corazón en los niños y adolescentes pudiendo extenderse en ocasiones hasta la edad de adulto joven—, es un área de la medicina que formalmente quedó instituida en 1961 (es un área relativamente joven). Su inicio remonta a 1945, cuando una de las pioneras de esta especialidad fue la doctora Helen Taussig (¡sí, era mujer, para mi orgullo!), conocida como la madre de la cardiología pediátrica. Ella fue una pediatra que se dedicó al estudio de las afecciones congénitas cardíacas. En México, uno de los pioneros en esta área fue el Dr. Alfredo Vizcaíno Alarcón, de quien me siento orgullosa de haber sido su alumna durante mi formación en el Hospital Infantil de México.

Desgraciadamente, aunque han pasado muchos años, aún persiste la errónea idea de que cualquier cardiólogo puede atender los problemas cardíacos de los niños. Al fin y al cabo, ¡es el mismo corazón, ¿verdad?!

Cuando llegué a trabajar ya como médico adscrito en el hospital en el que actualmente me desempeño, hace 18 años, una de las preguntas con las que me enfrenté con frecuencia —y aunque no lo crean, muchas veces realizada por el mismo personal médico— era: «¿A poco los niños se enferman del corazón? ¿Es frecuente?». Y en algunas ocasiones, algunos compañeros cardiólogos de adultos cuestionaban la supervivencia de un niño con cardiopatía (claro, estamos hablando de hace 20 años, contando mis años de entrenamiento; la medicina en este aspecto ha evolucionado enormemente).

Por desgracia, las escuelas de medicina en México no se enfocan mucho en las enfermedades de los niños. En algunas escuelas —si no es que en todas— solo se lleva un semestre (seis meses) en la materia de pediatría, y se abordan muy poco las enfermedades complejas, como serían las cardiacas, renales, neurológicas, etc. En este semestre, se puntualizan más en el desarrollo normal y en las enfermedades más frecuentes en niños. Esto, a diferencia de programas como los de Rusia (dato nuevo para mí que se me hizo interesante), donde ser pediatra es una carrera aparte, existiendo un tronco común de dos años, para posteriormente decidirse por el área de la medicina general o pediatría (creo que así debería ser).

Pero el sistema actual en México está enfocado a la formación de médicos generales, con escasos conocimientos en patologías pediátricas, ya que toda la carrera va encaminada al funcionamiento y la patología propios del adulto. Sin embargo, la pediatría no solo se ocupa del estudio de las enfermedades propias de los niños, también implica el estudio del propio ser, su desarrollo y crecimiento.

Al terminar la escuela de medicina y al convertirse en médico general después de siete años (contando internado y servicio social), es cuando se toma la decisión de por qué área de la medicina se optará. Es ahí donde algunos nos guiamos hacia la especialidad de pediatría y es cuando nos sumergimos en este mundo maravilloso, enamorándonos del entorno infantil, por la valentía, amabilidad e ingenuidad que lo rodea.

Es aquí, en realidad, cuando uno aprende a ver unicornios, a ponerse la capa de superhéroe ante los ojos infantiles, a luchar contra monstruos que precisamente no están debajo de la cama, y todo con el propósito de hacer mejor una infancia que se ha vuelto complicada y, en ocasiones, trágica.

Hay que tener bien claro que los niños no son adultos chiquitos. Su función cardíaca es muy diferente en las edades neonatales, pediátricas y la de los adultos. Asimismo, las enfermedades son muy diferentes. Como mencioné anteriormente, las enfermedades congénitas, que son las patologías en la estructura del corazón, son las más frecuentes en edades pediátricas y, en muchas ocasiones, tienen un cierto componente genético, mientras que los adultos tienen más problemas degenerativos.

¿Qué significa esto? Que previamente tenían un corazón estructuralmente sano, y que, debido a la edad y los malos hábitos, aunados a enfermedades crónico-degenerativas (diabetes, obesidad e hipertensión principalmente), hoy en día son de alto riesgo cardiovascular en la población adulta, pudiendo generar alteraciones en la función cardíaca o, en otras ocasiones, patologías en las válvulas, en el músculo cardíaco o en la producción y conducción del estímulo.

En cuanto a la formación de un cardiólogo pediátrico, esta es diferente a la de uno de adultos, ya que la base de nuestros conocimientos está en la pediatría y los adultos en la medicina interna. ¿Acaso llevarías a tu hijo con un internista para que recibiera a tu bebé al momento del nacimiento? ¿Llevarías a tu hijo con un internista si tiene diarrea o amaneció con fiebre? No, ¿verdad? Acudirías con un pediatra, que son los médicos que cuentan con los conocimientos para manejar las enfermedades de los niños y adolescentes. Entonces, ¿por qué pondrías en manos de un internista el corazón de tu hijo?

Los cardiólogos pediátricos tenemos una capacitación de tres años de pediatría y dos años de cardiología pediátrica. En estos dos años, nos enfocamos totalmente en las enfermedades cardíacas de niños y adolescentes. Conocemos su funcionamiento, las enfermedades, los tratamientos específicos para cada determinado padecimiento, así como el conocimiento de técnicas diagnósticas.

Durante nuestra preparación, se nos entrena para la realización de ultrasonido cardíaco (ecocardiograma), estudios hemodinámicos (cateterismos) y adquirimos la capacidad de interpretar estudios como angiotomografías y angiorresonancias, que son estudios muy especiales y requieren de ciertos conocimientos de anatomía y fisiología para su interpretación, además del conocimiento de técnicas quirúrgicas. Todo esto con la finalidad de decidir los tratamientos médicos o quirúrgicos que más se adecuan a la patología cardíaca de tu hijo.

Después de estos dos años, se puede tomar la decisión de realizar algún entrenamiento extra por dos años más, ya sea para ser especialista en la realización de ecocardiogramas, para la interpretación de estudios de imagenología, para la realización de estudios hemodinámicos/intervencionistas o electrofisiología, dependiendo del área de interés del cardiólogo pediatra. Por lo tanto, la preparación de un pediatra con especialidad en cardiología dura aproximadamente de 12 a 14 años.

Hace algún tiempo, tuve la oportunidad de valorar a una hermosa niña de tres años. Su pediatra me la envió por un soplo. Ella había sido valorada a los seis meses de vida por un soplo, y en ese tiempo fue llevada con un cardiólogo con especialidad en adultos, quien le realizó una valoración completa con estudio de ecocardiograma, descartando patología estructural. Durante su seguimiento con su pediatra, este le continuaba auscultando el soplo, que cada vez se hacía un poco más intenso, siendo este el motivo que la envió conmigo.

Al revisarla, se confirmó la presencia de un soplo, principalmente en la espalda. Se realizó el ultrasonido cardíaco y se detectó una estrechez en la aorta, lo que conocemos como coartación de aorta. Esta área se encontraba muy obstruida, ameritando cirugía de urgencia. Esto no quiere decir que el cardiólogo general de adultos sea un mal médico, solo hay que tener claro que, como dicen, «zapatero a tus zapatos», y cardiólogo de adultos a adultos y cardiólogo de niños a niños, ya que la forma de abordar las enfermedades es distinta.

Si tú te sintieras mal, ¿acudirías con un pediatra o con un médico internista? Y si tuvieras síntomas de enfermedad cardiovascular, ¿irías con un cardiólogo pediatra? Yo creo que no.

¿Pero por qué no? Porque no es lo mismo. Y tampoco el cardiólogo pediatra estará capacitado para atenderte. Pero tenemos la creencia de que, por tratarse del corazón, es lo mismo.

Sin embargo, hay que dejar en claro que los pediatras con especialidad en problemas cardíacos estamos sumamente familiarizados con las enfermedades, complicaciones y pronósticos de la mayoría de las patologías cardíacas en niños, así como en los tratamientos, tanto médicos como quirúrgicos. Además, trabajamos en conjunto con un equipo multidisciplinario de médicos pediatras con especialidad en terapia intensiva, neonatología, infectología, cirujanos cardiovasculares y también con nutriólogos y psicólogos.

Además, ayudamos en algunas ocasiones con el manejo postquirúrgico, ya que la supervivencia del paciente con una cardiopatía no solo depende del cardiólogo pediatra, sino de un grupo de médicos capacitados para la atención de tu bebé o niño. Todos ellos con un área en común: todos nos dedicamos a la pediatría. Por lo tanto, nuestra única meta es mejorar la vida de los niños.

El cardiólogo pediatra ve al niño en su totalidad: su estado nutricional, su crecimiento, sus antecedentes, factores familiares. Observamos al niño completamente en su entorno emocional y social. Nos convertimos en psicólogos, trabajadores sociales, tanatólogos, confidentes familiares y, ¿por qué no?, hasta en payasos si es necesario. Pero uno de los puntos más importantes es que a los cardiólogos pediatras nos gustan los niños y haremos lo que esté en nuestras manos para poner una sonrisa permanente en sus caritas.

Debido a los avances en los tratamientos médicos, quirúrgicos e intervencionistas, la supervivencia ha mejorado mucho en los pacientes con cardiopatías, permitiéndonos llevarlos hasta edades adultas. Y es ahí donde surge una gran pregunta: ¿quién debería ver a un paciente adulto con una cardiopatía congénita? La época en la que nos ha tocado vivir es la transición de las enfermedades congénitas cardíacas del niño al adulto, ya que un 80 %

de los niños con cardiopatías llegan a la edad adulta. Gracias a la mejora en la supervivencia, es por eso que el paciente adulto con cardiopatía congénita debería ser valorado en conjunto tanto por cardiólogos pediátricos como por cardiólogos de adultos.

Así que no, no es lo mismo el cardiólogo de niños y el de adultos. Y aunque nos critiquen a los pediatras, nos gusta disfrazarnos y disfrutamos el Día del Niño tanto o más que nuestros pacientes.

6. Mi hijo tiene un soplo, ¿es grave?

Alma tiene 23 años y a su primer hijo, un niño travieso con una hermosa sonrisa y un poco berrinchudo, normal para sus 2 años y medio (benditos sean los terribles dos). Mamá primeriza, siempre atenta a las necesidades de Mateo, lo lleva con frecuencia a seguimiento con su pediatra, donde siempre se ha reportado como un niño sano.

Mateo ingresó a la guardería, ya que mamá tenía que trabajar. Desde entonces se ha estado enfermando un poco más de lo normal, pero más que nada presenta mocos continuos y tos frecuente, sin otros síntomas. Una mañana, la doctora de la guardería, al verlo con su escurrimiento nasal más abundante de lo habitual, lo revisó para descartar alguna infección viral que pudiera ser contagiosa para los demás niños. Poniendo mucha atención, detectó algo en sus ruidos cardíacos que previamente no se había identificado.

Le comentó a su mamá sobre la necesidad de llevar a Mateo con un especialista para que valorara su corazón y descartara enfermedad. Alma y Paco, padres de Mateo, acudieron a mi consulta. Se veían agobiados y con una gran preocupación. Después de una revisión exhaustiva, logré detectar un ruido anormal en sus sonidos cardíacos. Sí, logré detectar un sonido que los médicos llamamos «soplo». Pero, para felicidad de los padres, era algo que llamamos «soplo funcional o fisiológico», estableciendo que esto no tiene nada que ver con enfermedades cardíacas. Estos soplos son ruidos que en algunos niños pueden escucharse frecuentemente, más en condiciones como las de Mateo.

Procedí a darles una explicación con la finalidad de tranquilizarlos.

La presencia de un soplo no es sinónimo de enfermedad cardíaca. Si yo fuera a una guardería y escuchara a 100 niños, se podría decir que entre 60 y 80 de ellos tendrían un soplo. Estos, en muchos casos, se presentan cuando existen estados que hacen que la sangre pase muy rápido por las válvulas y se genera una especie de vibración. Esto podría ocurrir, por ejemplo, cuando hay fiebre o anemia, ya que generan un flujo turbulento en algún lugar de la circulación, lo que hace que, al pasar por las válvulas, estas vibren o se genere un poco de turbulencia, pudiendo escucharse con un estetoscopio.

Es importante dejar muy claro que los soplos no son la enfermedad, pero se necesita mucha experiencia para saber, con solo escucharlo, que no se trata de algo cardíaco. Generalmente, cuando un médico no cardiólogo oye algo anormal en el corazón, le resulta un poco difícil explicar qué lo está generando. Si a esto se suma que el solo hecho de mencionar la palabra «soplo cardíaco» puede generar confusión debido a su asociación con problemas cardíacos, la mayoría de las veces el médico que lo auscultó envía al niño con un cardiólogo pediatra para resolver todas las dudas de los padres y establecer la causa de este ruido.

Si buscamos la definición de «soplo» en el diccionario, encontraremos que es un fenómeno auscultatorio. Pero ¿qué significa esto? Significa que solo se puede escuchar. No se puede ver en una radiografía, en un electrocardiograma ni en ultrasonidos, ya que es algo que únicamente se puede oír. Tampoco podemos usar el término «soplo» como si fuera una enfermedad, ya que solo es una manifestación auscultatoria que puede o no estar generada por una patología cardíaca. Para esto, el cardiólogo tendrá que encontrar la causa del ruido.

Te lo explico de otra forma: ¿alguna vez has visto el sonido de los pájaros cuando cantan? ¿Alguna vez has visto el sonido del aire al hacer bailar los árboles? Has oído tal vez el sonido del río o del mar, pero ¿alguna vez los has visto? ¡Claro que no! Esto solo se puede escuchar, nunca se logra ver. Así mismo ocurre con los soplos cardíacos: solo se pueden escuchar.

Para entenderlo mejor, te contaré que el oído humano por si solo es capaz de escuchar sonidos en un rango de 20 a 20 000 Hz, siendo su mejor sensibilidad entre los 300 y 17 000 Hz. Por ejemplo, el sonido de los pájaros se encuentra entre 2000 y 7 000 Hz, y el sonido del mar, entre 5000 y 100 000 Hz. Por lo tanto, el oído puede detectar estos sonidos de forma natural. Sin embargo, los ruidos cardíacos, que son los sonidos que hacen las válvulas del corazón al cerrarse, se encuentran en una frecuencia de 5 a 300 Hz, siendo inaudibles para nuestro oído.

Por eso se requiere un aparato que amplifique estos sonidos: **el estetoscopio**. Sí, ese aparato que todos los médicos llevamos colgando en el cuello como si fuera nuestra mascota.

Hay ocasiones en que la auscultación de los ruidos cardíacos es difícil. Una podría ser que los ruidos respiratorios se encuentran en la misma frecuencia que los ruidos cardíacos, lo que explica que a veces se confundan. Además, si el niño presenta una enfermedad respiratoria, es menos probable detectar alguna alteración en los ruidos cardíacos.

Otro punto importante es la sensibilidad auditiva de las personas: los ruidos con rangos muy bajos requieren de oídos muy entrenados para su detección. Pero aquí hay una buena noticia: los soplos que son poco audibles generalmente no se deben a patologías cardíacas, o estas son mínimas. Y entre más tardíamente se detecte el soplo, menores son las posibilidades de que sea algo complejo.

Aunque se explique todo con detalle, el solo oír la palabra «soplo» pone a los padres en alerta. Después de la valoración y los estudios necesarios, al llegar a la conclusión de que el soplo es funcional o fisiológico, es decir, nada relacionado con enfermedad cardíaca, aún suelen preguntar: «¿Pero se va a cerrar?». Recuerda: **el soplo es solo un sonido que puede ser generado por el simple paso de sangre por las válvulas.**

Hay que recordar que el soplo solo se escucha; no es una enfermedad (sí, sé que lo he repetido muchas veces). Casi lo pondría como un mantra: **El soplo no es enfermedad; el soplo solo es algo que se oye.** En muchas ocasiones, este persiste hasta la adolescencia, o a veces deja de escucharse y luego reaparece. Sin embargo, un soplo detectado después del primer año de vida tiene muy altas probabilidades de ser benigno.

Los soplos cardíacos son de diferente tonalidad. Hay sonidos suaves, vibratorios, ásperos, silbantes; algunos son cortos y otros largos. Algunos se presentan cuando el corazón se contrae (sístole) y otros cuando se relaja (diástole). Además, los médicos los clasificamos según la intensidad con la que logramos escucharlos. Esta clasificación se llama de Levine y consta de seis grados. Entre más intenso es el sonido, más alto es el grado, pero esto no significa que sea más peligroso, sino que nos ayuda a determinar la evolución de la patología asociada al soplo.

Los soplos de los que tenemos que estar más al pendiente, y que debemos tomar con una actitud más prioritaria para valorarlos en cuanto sean escuchados, son aquellos detectados antes del primer año de vida, especialmente en las etapas neonatales, es decir, el primer mes de vida. Otra cosa que debe quedar clara es que a veces puede haber una cardiopatía muy grave sin presencia de un soplo; en otras ocasiones puede haber un soplo intenso asociado a una cardiopatía muy leve; y en otras, el soplo no tiene un origen cardíaco.

Para hacer un diagnóstico de cardiopatía no debemos basarnos únicamente en la auscultación de algo anormal, sino en la evaluación completa del niño. Esto requiere una valoración clínica detallada con una buena historia clínica para determinar la presencia o ausencia de alguna enfermedad cardíaca. Muchas veces nos apoyamos en estudios radiológicos, electrocardiográficos e incluso ecocardiográficos para determinar el origen del soplo.

Sin embargo, en algunas ocasiones no es necesario realizar todos estos estudios. El cardiólogo pediatra está altamente entrenado para, con solo escuchar el corazón de tu hijo, determinar si se requiere algún estudio adicional o si se trata simplemente de un soplo funcional o fisiológico, lo cual indica que no está relacionado con una enfermedad cardíaca.

Así que, si tu hijo tiene un soplo, no, no es grave por sí mismo. La gravedad dependerá de la causa que esté condicionando el soplo.

7. Mi niño se pone morado

¿Cuántas veces, al acudir a una piscina, vemos a nuestros hijos salir de la alberca y, de pronto, alcanzamos a observar un pequeño bozal morado en sus labios? ¿Cuántas veces nos hemos visto nosotros mismos con las uñas moradas al estar expuestos al frío?

Un día llegó a mi consulta un paciente de 3 años de edad. Los padres acudieron muy preocupados por un evento ocurrido una semana atrás. Sebastián es un niño muy activo, no paraba en el consultorio; tal vez un poco berrinchudo, tiraba cosas al piso y obedecía poco las órdenes.

Al realizar la historia clínica de Sebastián, no encontré ningún dato de importancia. Fue un recién nacido sano, con revisión fetal cardíaca entre la semana 22 de gestación sin detección de malformaciones estructurales en su corazón. Se le realizó el tamiz cardíaco al nacer, reportándose normal. Durante sus tres años de vida, fue llevado al médico más que nada para control de niño sano. No era enfermizo y mostraba buen crecimiento y desarrollo para su edad.

Al preguntarles a los padres sobre cómo fue el evento que presentó, se limitaron a decir que estaba jugando y, de pronto, otro niño le quitó un juguete. Sebastián comenzó a llorar y, súbitamente, dejó de respirar, tornándose su cara morada hasta que soltó el llanto y recuperó su coloración normal. Este evento generó alarma en los padres, quienes pensaron que podría haber algo mal con su corazón.

Esta historia es muy frecuente en niños a quienes se les diagnostica espasmos del sollozo, pero estos no tienen una causa cardíaca.

Al igual que con la presencia de soplos, siempre creemos que la cianosis está relacionada con problemas cardíacos. Sin embargo, existen otras causas que pueden explicar esa coloración.

Para que exista una coloración azulada en la piel, lo que los médicos llamamos «cianosis», debe haber poco oxígeno adherido a una proteína llamada hemoglobina. Esta proteína funciona como un «camioncito» que transporta el oxígeno (el «pasajero») a todo el cuerpo, y es lo que da el color rojo a la sangre oxigenada. Cuando esta sangre deja el oxígeno y se dirige al torrente venoso para ser regresada al corazón, al no llevar oxígeno se torna más oscura. Decimos entonces que la hemoglobina está desaturada (sin oxígeno).

Para que la cianosis sea de origen cardíaco, debe haber sangre desaturada (sin oxígeno) en la circulación sistémica. En otras palabras, debe haber sangre «sucia» en el torrente de sangre «limpia», lo que causa que la piel adquiera un color azul. Cuanta más sangre sin oxígeno pasa a la circulación sistémica, más intensa será la cianosis. También, si existe algún problema que obstruya el flujo sanguíneo hacia los pulmones, esto puede reducir la cantidad de sangre oxigenada, causando hemoglobina desaturada por falta de oxigenación.

Cuando un niño tiene una cardiopatía con malformación que lo vuelve «morado», esa coloración es permanente y tiende a incrementarse con el tiempo. Este fenómeno suele presentarse desde los primeros días de vida y es una de las principales manifestaciones de una cardiopatía grave. Es muy raro que aparezca espontáneamente después del primer año de vida.

Al revisar a los niños y medir sus niveles de oxígeno por medio de un oxímetro de pulso (tan popular durante la pandemia), si esta marca entre 97 % o más, ¡buena noticia! Tu hijo no tiene una enfermedad cardíaca que lo esté poniendo morado, a pesar de que presente un leve tinte azulado en la zona peribucal o periungueal (boca y uñas).

En estos casos, las causas pueden ser otras, como cambios bruscos de temperatura, enfermedades pulmonares, anemia, patologías respiratorias superiores como amígdalas grandes o sinusitis. En los últimos años, también se ha identificado la obesidad como un factor importante en la población pediátrica, pudiendo causar cianosis debido a mala ventilación pulmonar, especialmente durante el ejercicio o al dormir.

Otra causa frecuente de eventos de cianosis es el reflujo en niños pequeños, especialmente entre los 3 y 6 meses de vida. Estos eventos suelen ser aislados y, en ocasiones, están acompañados de pausas respiratorias (apneas). La anemia también puede causar cianosis, ya que la cantidad de hemoglobina encargada de transportar el oxígeno es insuficiente, lo que genera una baja concentración de oxígeno en la sangre arterial.

El problema es más preocupante cuando la oximetría está por debajo del 95 %. En esos casos, se requiere acudir al médico pediatra para una revisión completa y, probablemente, se indique la valoración por un cardiólogo pediatra de manera prioritaria.

El hecho de ver a nuestros hijos «morados» nos alerta y preocupa, y lo primero que pensamos, al igual que con la presencia de un soplo, es que hay algo malo en su corazón. Esta es también una manifestación que los padres con hijos con cardiopatías monitorean constantemente. Sin embargo, muchas cardiopatías no presentan esta manifestación.

Déjenme explicarles un poco más: cuando la coloración azulada de la piel es causada por una cardiopatía, se debe a dos posibles razones. La primera es una mezcla de sangre «sucia» (la que llega al lado derecho del corazón) con sangre «limpia» (la que está en el lado izquierdo). Esta mezcla ocurre en algún punto de la circulación sanguínea, es constante y no se limita a momentos específicos. Puede intensificarse con el llanto o el esfuerzo, pero generalmente está acompañada de síntomas como dificultad para respirar, quejidos al respirar y falta de ganancia de peso.

La segunda razón podría ser una insuficiencia de sangre que llega a los pulmones, lo cual puede estar causado por una obstrucción en el flujo sanguíneo hacia la circulación pulmonar. Esto reduce la cantidad de sangre oxigenada. En estos casos, las manifestaciones clínicas suelen ser diferentes: es posible que el niño respire más rápido de lo normal, pero en la mayoría de los casos no hay problemas con la ganancia de peso. Además, puede escucharse un soplo **(soplo y coloración azulada sí aumentan el riesgo de una cardiopatía).**

Si te das cuenta, ambas causas no son eventos pasajeros ni transitorios. La cianosis o el color morado de tu hijo, cuando es por enfermedad cardíaca, no se resuelve espontáneamente, sino hasta que se realiza una intervención quirúrgica. En algunas ocasiones, incluso después de la cirugía, puede no desaparecer por completo; todo depende de la complejidad de su enfermedad.

La cianosis, al igual que el soplo, cuando se presentan de forma aislada, generalmente hace muy poco probable que estemos ante una enfermedad cardíaca. Para que esta sea la causa, debe existir siempre un conjunto de síntomas y signos que hagan sospechar de una afección en el corazón.

Es de gran importancia la realización del tamiz cardíaco al momento del nacimiento, antes de que tu pequeño sea dado de alta del hospital, entre las 24 y 72 horas de vida. Las cardiopatías graves que cursan con cianosis pueden pasar desapercibidas durante los primeros días, y su pronóstico es mucho mejor cuando se detectan a tiempo.

8. Se desmayó mi hijo, ¿es grave?

Es lunes por la mañana. Sales corriendo de casa para que no se haga tarde. Hoy es día de honores a la bandera en la escuela y la entrada es un poco más temprano de lo normal. Dejas a tu hijo y te diriges a tu trabajo o a casa. Aproximadamente entre media hora y una hora después, suena tu teléfono. Es de la escuela, y te avisan que tu hijo se puso mal, que necesitas regresar. El camino se hace infinito en el transitar de una ciudad congestionada por automóviles, sin lograr avanzar tan rápido como quisieras. El tiempo se hace eterno por ser la hora pico de la mañana. En ese momento, quisieras que salieran alas de tu coche para llegar cuanto antes.

Al momento de tu llegada, te encuentras con tu hijo como si nada. Hablas con él y responde coherentemente a tus preguntas. Te dice que se siente bien. La maestra te explica que se encontraba en los honores a la bandera y, de pronto, empezó a ponerse pálido y presentó una caída súbita hasta el piso. Él refiere que previamente se sintió mareado, con falta de aire, y que la vista se le empezó a nublar hasta que ya no supo de sí mismo. Todos dicen que se recuperó rápido, en menos de cinco minutos, pero que sería bueno una revisión para saber su causa.

La pérdida del conocimiento en niños mayores de 5 años es un evento que preocupa y asusta demasiado a uno como padre. Verlos ponerse blancos, del color del papel, sudorosos y fríos, sin respuesta a estímulos, hace pensar en lo peor. Pero quiero decirles que esto es más frecuente de lo que se puedan imaginar y, afortunadamente, en la mayoría de los casos no es grave.

Para comprender por qué se presenta esta pérdida del conocimiento, debemos entender que el corazón y el aparato circulatorio siempre están en movimiento, cambiando constantemente, ya que depende de si uno está acostado, sentado o parado, si tiene una vida sedentaria o realiza alguna actividad física, o si está en verano o invierno, si vive en la Ciudad de México o Mazatlán. Todo esto condiciona que en cada momento exista una variación en cuanto a las presiones y al flujo que interviene en el manejo del aparato circulatorio para mantenernos funcionales.

El corazón, gracias a su capacidad de contracción y relajación, genera un bombeo constante que produce una presión encargada de impulsar la sangre por un sistema de tuberías (sí, así como en tu casa). A este sistema de tuberías lo conocemos como arterias y venas. Las arterias son las tuberías que salen del corazón y son las encargadas de transportar la sangre arterial (oxigenada) hacia afuera del corazón, y las venas son las que regresan la sangre venosa (no oxigenada) al corazón para ser llevada a los pulmones y de nuevo oxigenarse.

Como ya lo he mencionado, este es un sistema de bombeo de alta y baja presión. Esta presión va a depender de la rigidez o elasticidad de este sistema de tuberías y de la fuerza de gravedad que ejerce la tierra sobre nuestro cuerpo, aunado a la presión atmosférica.

Por lo cual, es de suma importancia el mantenimiento de una adecuada presión en los vasos sanguíneos que permita el paso de la sangre, así como también la relajación de los mismos para que sea transportada de regreso hacia el corazón, venciendo la fuerza de gravedad, principalmente cuando nos levantamos en forma súbita (bipedestación) o nos mantenemos de pie por tiempos prolongados (bipedestación prolongada).

Al momento de levantarnos en forma repentina, ya sea que hayas estado acostado o sentado, la sangre se estanca en las áreas bajas, por ejemplo, en las piernas, y por un pequeño momento el cerebro recibe menos flujo, ya que este es el órgano que se encuentra más alejado de la superficie, presentando una leve disminución en su irrigación al momento de la bipedestación (posición de pie).

Esto condiciona la activación de una serie de mecanismos que responden en forma rápida y oportuna a estos cambios, logrando con ello vencer la fuerza de gravedad y así poder lograr que la sangre suba rápidamente a la cabeza en menos de 6 segundos y la que está en las extremidades inferiores regrese de nuevo al corazón para completar el ciclo cardíaco.

Después de que el ser humano evolucionó para diferenciarse de los primates, adquiriendo una postura bípeda (parado y caminando en dos extremidades), nuestras funciones tuvieron que ir adaptándose a los cambios de este proceso de hominización. El aparato circulatorio fue uno de los sistemas que se tuvo que adaptar a la nueva forma de vida, dejando nuestra forma cuadrúpeda para convertirnos en bípedos, es decir, mantenernos de pie con dos extremidades.

Esta serie de adaptaciones tuvo como finalidad contrarrestar la gravedad que ejerce la tierra sobre nuestro sistema circulatorio, logrando que la sangre suba a la cabeza para mantener una adecuada circulación y oxigenación. Ya sabemos por las leyes de la física (sí, de algo sirve la preparatoria) que todo es más fácil cuando las cosas bajan y más difícil que suban. Por lo cual, estos mecanismos, que llamaremos compensatorios, van a restituir esa caída abrupta de la presión, logrando mantener el flujo a nivel cerebral, principalmente al cambiar bruscamente de posición o al permanecer mucho tiempo de pie.

Estos mecanismos son regulados por varios órganos, como el riñón y el cerebro. A nivel del riñón, se liberan ciertas sustancias que conocemos como hormonas, las cuales actúan a nivel de las arterias para que exista la presión adecuada (ni mucha ni poca, solo la necesaria) dentro de los vasos sanguíneos, con la finalidad de que la sangre pueda pasar a través de ellas y así llegar al final del camino para realizar el intercambio de oxígeno y nutrientes que el cuerpo necesita.

A nivel del cerebro, también se liberan ciertas sustancias que detectan una disminución en la presión por medio de un sistema de botones llamados barorreceptores, localizados en el arco aórtico, es decir, más o menos a nivel del cuello. Si estos mecanismos no se activan, viene la pérdida del conocimiento.

Es frecuente que cuando estamos acostados o sentados y nos levantamos en forma repentina, experimentemos un mareo, una sensación de visión borrosa y, en muchas ocasiones, sintamos que el corazón se nos va a salir por la boca. Este aumento de la frecuencia cardíaca es un ejemplo de un mecanismo adaptatorio generado por la noradrenalina, la cual es liberada al detectar una disminución de la presión arterial por los barorreceptores.

Esto provoca un aumento en la frecuencia cardíaca para bombear más rápido la sangre. Además, hace que el corazón lata con más fuerza y condiciona un aumento de la resistencia en los vasos con la finalidad de elevar la presión, evitando así una disminución en el flujo cerebral y con ello la pérdida del conocimiento.

Además de la liberación de hormonas por el riñón y la activación de los barorreceptores como mecanismos reguladores de la presión, esta también depende de la dureza y elasticidad de los vasos sanguíneos. Cuanto más rígido sea un vaso, mayor será la presión dentro de él; y cuanto más dilatado, menor será la presión, contribuyendo esto último a una caída del flujo, principalmente a nivel cerebral.

Al adoptar la posición de pie, se presenta una caída brusca de la circulación cerebral debido a la fuerza de gravedad de la tierra, lo que condiciona un leve estancamiento de la sangre a nivel de los miembros inferiores y activa los mecanismos ya descritos.

Otro punto importante que actúa en el mantenimiento del flujo circulatorio es la viscosidad sanguínea, es decir, la consistencia de la sangre, ya que entre más viscosa sea, el paso del flujo será más lento, generando una disminución en el tiempo de distribución. O sea, es como querer pasar atole por un tubo; de seguro será más lento que pasar agua.

Además de lo anterior, es de suma importancia la cantidad de sangre que salga del corazón, la cual debe ser la necesaria para mantener el buen funcionamiento de todo el cuerpo. Por lo tanto, y en resumidas cuentas, la presión depende de la cantidad de sangre que salga del corazón, de la viscosidad o espesor de la misma, y de la rigidez y la capacidad de distensibilidad de los vasos sanguíneos.

Por lo que cualquier evento que altere estos factores tendrá un efecto importante en un desajuste en la regulación de la presión arterial, generando que los mecanismos compensatorios no sean activados a tiempo para mantener la circulación, lo que provocará una disminución de la presión a nivel cerebral, dando como consecuencia final la pérdida del conocimiento.

Sí, sé que suena un poco complicado, y de hecho lo es. Para que el sistema circulatorio mantenga su buen funcionamiento, se requieren ciertos mecanismos que se basan en leyes hemodinámicas. Así como existen leyes de física, química, etc., también nuestro cuerpo está regido por ciertas leyes, las cuales son parte de la biofísica, siendo esta la ciencia que estudia el flujo de la sangre en el sistema circulatorio. Para entenderla, es necesario conocer ciertos principios de física, pero sería muy engorroso y tal vez un poco aburrido ahondar en esos asuntos tan complejos.

Lo que quisiera explicarles es que, gracias a esta serie de mecanismos adaptativos, es posible que mantengamos la posición de pie (bipedestación), podamos realizar actividad física o simplemente estemos sentados o acostados sin ningún contratiempo. Pero cuando estos mecanismos no trabajan de manera oportuna… ¡zas!, sobreviene la caída de la presión y, por ende, la pérdida del conocimiento.

Por fortuna o desgracia, este panorama es muy frecuente en edades escolares y más en adolescentes. Niños o adolescentes sometidos a cierto estrés emocional, aunado a los nuevos malos hábitos derivados de la pospandemia, como un aumento en el estilo de vida sedentario, poco consumo de agua, padres que retiran la sal de los alimentos pensando que esto es sano para ellos, ausencia de actividad física y horarios de sueño-vigilia alterados, sumado a tiempos prolongados de uso de aparatos electrónicos, lo cual incrementa aún más el sedentarismo y un estímulo constante a nuestro sistema nervioso.

Todo esto ha condicionado un desajuste en los mecanismos que regulan la presión arterial, provocando la pérdida del conocimiento por falta de circulación transitoria en el cerebro. Este evento suele tener una recuperación rápida y total en el transcurso de cinco minutos, y se denomina síncope.

Las causas más graves de este síncope son las relacionadas con patologías cardíacas, por lo que se consideran síncopes de origen cardíaco. La buena noticia es que estas causas son extremadamente raras en poblaciones de niños, adolescentes y adultos jóvenes. Estas suelen ser provocadas principalmente por una alteración en el ritmo cardíaco, es decir, los «cables» que transcurren por las paredes del corazón tienen algún defecto, generando un estímulo donde no deberían, o existe una alteración de índole genética en el mecanismo de producción del estímulo. Muchas veces, si no es que, en la mayoría de los casos, el estímulo se produce en los ventrículos, lo que les da el nombre de arritmias ventriculares.

¿Cómo saber si es de origen cardíaco? Pues bien, al acudir al médico, se debe realizar una buena historia clínica para determinar si existen factores de riesgo, como podrían ser: tener familiares cercanos que hayan fallecido por infarto antes de los 50 años, muertes en familiares jóvenes menores de 30 años relacionadas con el deporte (aparentemente sanos), familiares con un bebé fallecido durante el primer año de vida sin causa aparente, así como el uso de marcapasos o algún tipo de asistencia cardíaca en un familiar cercano menor de 40 años.

En caso de confirmar alguno de estos datos, aunado a alteraciones en el electrocardiograma (estudio para observar la transmisión eléctrica en el corazón), sería importante descartar algún tipo de enfermedad arritmogénica (enfermedad que genera un ritmo cardíaco anormal). Por lo tanto, se requerirán estudios genéticos para determinar el diagnóstico, establecer el pronóstico y brindar el tratamiento.

Dentro de las causas cardíacas también se encuentran las patologías que obstruyen la salida de sangre, ya que disminuyen la cantidad necesaria para el buen funcionamiento, principalmente generando una disminución en el flujo cerebral. Será necesaria una revisión clínica en busca de algún ruido anormal en el corazón, como la presencia de un soplo, aunado a la realización de un ecocardiograma, que es un ultrasonido cardíaco, para descartar enfermedades estructurales que puedan contribuir al síncope.

Es por ello que se requiere una valoración inicial por un médico con amplia experiencia, ya que en ocasiones estas patologías pueden pasar desapercibidas en manos no expertas, lo que aumenta los riesgos. Aunque los síncopes de origen cardíaco no son frecuentes en menores de 30 años, debido a que son las formas más graves, es conveniente descartar una patología cardíaca.

Ahora bien, aunque son las más graves, la buena noticia es que son poco frecuentes y, ¿qué creen? Son las más fáciles de tratar. En muchas ocasiones, lo más difícil es el diagnóstico; una vez realizado, el tratamiento es más sencillo, ya que existen medicamentos y dispositivos que se colocan en el paciente para evitar este tipo de arritmias y mantenerlas controladas, permitiendo que los pacientes lleven una vida normal, siempre y cuando el tratamiento sea establecido por especialistas con amplia experiencia en este tipo de problemas eléctricos del corazón, llamados electrofisiólogos (cardiólogos especializados en electricidad cardíaca; mis ídolos).

Por otro lado, cuando la pérdida del conocimiento no se debe a causas cardíacas, pero sí a una disminución en la irrigación cerebral, se denomina síncope no cardíaco. Estas son las principales causas de pérdida del conocimiento en niños y jóvenes, conocidas como desmayo clásico.

Los síncopes no cardíacos, que son los más frecuentes en estas edades, considero, en forma personal, que, a pesar de ser la forma más benigna, son las más difíciles de tratar, ya que la mejora dependerá de un cambio de hábitos, dado que no existe una pastilla milagrosa que quite estos síntomas. Si bien es cierto que en el mercado existe un medicamento para ayudar con los síntomas previos al desmayo y al desmayo mismo, no se ha demostrado, en publicaciones médicas, una superioridad en comparación con una buena ingesta de agua y sal.

Un día, uno de mis hijos se encontraba acostado en el sillón de la sala. Bajé las escaleras y le dije que se levantara a lavar los trastes. Después de una hora de insistir (creo que las madres sabrán a qué me refiero), se levantó de forma súbita y, de pronto, me dijo: «Mamá, me mareé, veo borroso», y se dejó caer de nuevo al sillón (sin perder el conocimiento). Lo único que se me ocurrió decirle en ese momento fue: «Respira tranquilo, levántate despacio, ve, toma agua y lava los trastes». Aún recuerdo claramente lo que me contestó: «Tantos años de estudio para que me recetes agua». Pues sí, ese es el tratamiento en pacientes que presentan síncope no cardíaco.

Es sumamente importante la ingesta adecuada de agua, sabiendo que somos aproximadamente un 50-70 % agua. Es frecuente que esta se pierda por el sudor, al respirar o al hablar, y más en áreas con mucho calor, favoreciendo un estado de deshidratación crónica, lo que condiciona, en ocasiones, un incremento de la viscosidad sanguínea, una disminución de la cantidad de sangre que sale del corazón y una vasodilatación periférica que dificulta el retorno venoso sanguíneo, debido a un estancamiento en las extremidades inferiores. Esto provoca un retraso o mal funcionamiento de los mecanismos compensatorios, lo que resulta en la pérdida del conocimiento.

Así que, ¿qué tanta agua se debe tomar? ¿Un litro, dos o tres? ¿Cuánto es suficiente? Según la Organización Mundial de la Salud, una persona debe tomar un aproximado de 35 ml por kilo de peso al día de agua. Por ejemplo, si tu niño pesa 15 kilos, deberá estar tomando 525 ml de agua al día. Sin embargo, se debe considerar que todas las personas tienen diferentes requerimientos, ya que no es lo mismo una persona que vive en lugares calientes, como Culiacán, donde en verano se pueden alcanzar los 43 °C, que alguien que vive en Toluca, donde el clima a veces no supera los 30 °C.

De igual manera, no es lo mismo un niño que hace deporte que uno que no lo hace. Todo esto condiciona que cada quien tome agua según sus necesidades. Por lo cual, lo que yo a veces sugiero a los padres es que observen cuando el niño hace pipí y de qué color es. Si está muy oscura y con olor fuerte, muy probablemente ese niño requiera más líquidos que aquel que tiene una orina clara y sin olor. «Fíjense en la pipí» es mi sugerencia a los padres.

Además del agua, es importante el consumo normal de sal. Las bebidas hidratantes, como los sueros, pueden ser una opción válida en niños y jóvenes que practican actividad deportiva intensa, principalmente en áreas donde prevalece el clima caluroso, evitando así la pérdida fácil de agua y electrolitos debido a la actividad física. Claro que el agua y el consumo de sal nunca podrían ser suplantados por este tipo de bebidas, pero sí ayudarían a evitar estados de deshidratación y complicaciones generadas por el calor.

Pero, ojo, las bebidas hidratantes no son las indicadas para el manejo de deshidratación aguda, como aquella que se genera por enfermedades que provocan vómitos y diarrea. Para este tipo de deshidratación, se ha encontrado que lo mejor es el suero en polvo que se regala en las unidades médicas públicas y que conocemos todos como **suero vida oral.**

Otro punto interesante a tratar es que, en la actualidad, es muy común pensar que retirar la sal es bueno para la salud. En el caso de niños y jóvenes, esto no es recomendable. La sal es un ingrediente importante para mantener la presión, ya que ayuda a retener líquidos, lo que contribuye a un buen estado de hidratación. Por lo tanto, consumir la cantidad normal de sal es recomendable en edades pediátricas, ya que esto previene la caída de la presión. Solo en casos de personas con daño renal o hipertensión es recomendable retirarla, ya que podría contribuir a un aumento grave de la presión.

Otra causa de síncope no cardíaco es la inactividad. Esto provoca que nuestro sistema nervioso, que regula la presión, no esté ajustado, generando fallas en su respuesta. Es muy común observar que pacientes que han estado acostados por tiempos prolongados, al momento de iniciar la deambulación, presenten al inicio un mareo y, en algunos casos, pérdida del conocimiento, debido a que el cuerpo se desacostumbró a la fuerza de gravedad. Esto mismo ocurre con los astronautas cuando regresan a la Tierra: tienen dificultad para manejar la presión porque deben readaptarse a la gravedad terrestre. Por ello, es importante mantener el cuerpo en actividad y evitar mucho tiempo de sedentarismo, ya que el ejercicio ayuda a regular la presión y a mejorar nuestro estado cardiovascular.

Muchas veces, el estrés, el ayuno prolongado o situaciones como ver sangre pueden desencadenar la presentación de un síncope no cardíaco.

Tu cardiólogo pediatra podrá hacer el diagnóstico basado en una historia clínica en busca de antecedentes, además de una revisión clínica completa con toma de presión arterial acostado y parado. Como parte del estudio, es probable que le realicen a tu hijo un electrocardiograma. Si todo está normal, no habrá necesidad de realizar más estudios, ya que con esto basta para diferenciar entre síncope cardíaco y no cardíaco.

Sin embargo, si cuenta con antecedentes o se encuentran alteraciones en la exploración física o en el electrocardiograma, se estará obligado a completar el protocolo para descartar una patología cardíaca. Para ello, será necesario un ecocardiograma (ultrasonido del corazón) para observar la anatomía cardíaca, incluso si no se detectan ruidos anormales. También se realizará un estudio de Holter (monitorización cardíaca), que puede ser de 24, 48 o hasta 72 horas.

En pocas ocasiones, se puede requerir la implantación de pequeños dispositivos de Holter debajo de la piel para registrar el comportamiento de la actividad eléctrica durante meses. Este es el protocolo inicial y, dependiendo de los resultados, el plan será determinado por tu médico, así como los siguientes estudios a realizar.

Por todo lo anterior, la respuesta es que no es grave que tu hijo se haya desmayado, porque muy probablemente no sea de origen cardíaco y pueda mejorar o evitar nuevos eventos con la toma de agua y el consumo de sal, además de una vida activa. Sin embargo, será conveniente una revisión médica por parte de especialistas con experiencia para corroborar que no sea nada grave.

9. Y si le duele el pecho, ¿se está infartando?

Una de las grandes preocupaciones como padre es que alguno de nuestros hijos tenga una enfermedad grave que ponga en peligro su vida. Es verdad que existen enfermedades cardiacas que pueden pasar desapercibidas, pudiendo en ocasiones ponerlos en peligro; sin embargo, estas son poco frecuentes en este grupo de edades.

Aún recuerdo cuando, de pequeña, al estar corriendo, llegaba a tener un dolor en el pecho, de ese dolor que te imposibilitaba respirar porque, con cada inspiración, sentías que se clavaba un alfiler. Mi abuela me decía: «No es nada, solo es un dolor de aire».

Exactamente, las abuelitas son sabias la mayoría de las veces. Generalmente, el dolor que sienten los niños es una causa frecuente de consulta con el pediatra o cardiólogo pediatra, pero, afortunadamente, es poco probable que sea de origen cardiaco, ya que se considera que, aunque es un síntoma frecuente de ingreso a un servicio de urgencias pediátricas, se ha visto que un 95-98 % de las causas son de origen extracardíaco, o sea, dolor de pecho no cardíaco.

El dolor de pecho, que científicamente llamamos **dolor precordial o precordialgia**, al igual que el síncope, es una manifestación frecuente en niños. Pero para que sea de origen cardiaco, se tienen que tener ciertos factores de riesgo, como sería el antecedente de una enfermedad cardiaca ya conocida o alguna de reciente inicio encontrada al momento de la exploración, como un sonido anormal cardiaco, pudiendo ser un soplo, además de tener factores de riesgo como muertes súbitas, muertes de cuna e infartos en menores de 50 años. Todo esto con la finalidad de descartar alguna arritmia heredada que esté generando dicho síntoma.

A diferencia de los adultos, en quienes el dolor precordial está muy relacionado con un evento de infarto, en niños esto es muy poco probable, ya que el mecanismo es muy diferente. Generalmente, en adultos se debe a una obstrucción de alguna de las arterias que nutren el propio corazón, llamadas **coronarias**, y para esto se requieren varios años de malos hábitos, aunados a enfermedades crónico-degenerativas como hipertensión, diabetes, colesterol y triglicéridos elevados, y obesidad, además de los cambios vasculares propios de la edad. Con el tiempo, las arterias se endurecen y se llenan de placas de grasa que obstruyen el vaso hasta que disminuye el flujo a través de ellas.

En niños, las causas de dolor precordial, como se mencionó antes, en un 95-98 % son de origen no cardiaco. Dentro de este grupo de causas están las musculares, respiratorias, gastrointestinales y psicológicas. Este último punto es importante señalar, ya que después de la pandemia la incidencia de dolor de origen psicológico ha incrementado. Llegan con un dolor opresivo, con sensación de falta de aire, acompañándose de desesperación y, en algunas ocasiones, con llanto, presentándose en la mayoría de los casos cuando están en reposo, durante un momento de estrés o, en ocasiones, a punto de ir a dormir.

Lo importante de esto es poder determinar qué niño o adolescente entra dentro del 5 % de la población de riesgo. Por lo tanto, lo primero que hay que establecer es que el dolor de origen cardiaco se acompaña, muchas veces, si no es que, en todos los casos, de palpitaciones (latidos fuertes y rápidos del corazón) y pérdida del conocimiento (síncope cardiaco). Dentro de las patologías cardíacas que pueden generar dolor están las llamadas arritmias ventriculares (ver síncope).
Por lo tanto, se deberá buscar en la historia clínica antecedentes familiares que sugieran arritmias de origen genético y la presencia

de enfermedades que involucren al músculo cardiaco. Además de la historia clínica, será importante la exploración física, ya que en ocasiones se detecta un soplo o algún ruido anormal. En estos pacientes, se requiere la realización de un electrocardiograma que, en muchas ocasiones, es anormal cuando es de origen cardiaco, y posteriormente un ecocardiograma.

Otras causas que pueden contribuir a la presencia de dolor de origen cardiaco son los antecedentes de haber cursado, en edades tempranas, con una enfermedad que afecta a las coronarias. Esta enfermedad se llama **Kawasaki** (se describió por primera vez en 1974 en Japón por el Dr. Kawasaki, de ahí su nombre raro).

Es una de las enfermedades adquiridas más frecuentes en edades pediátricas, la cual se caracteriza por una respuesta inflamatoria a nivel general sin encontrar una causa como tal (se desconoce si es por algún virus, algo alérgico, etc.). Se presenta con fiebre muy elevada de más de cinco días que no responde a antibióticos, acompañada de otros síntomas como ojos rojos, inflamación de pies y manos, boca muy roja y lesiones en la piel.

Esta enfermedad es de suma importancia, ya que es una afección que deja secuelas, siendo estas secundarias a una inflamación de las arterias coronarias. En algunos niños se pueden generar dilataciones importantes, llamadas aneurismas, o se pueden presentar obstrucciones que generan falta de flujo a nivel del músculo cardiaco y, en consecuencia, infarto en edades muy tempranas.

Las coronarias son dos arterias que emergen de la aorta, la principal arteria del corazón. Estas, al momento de su formación, pueden formarse o desarrollarse en forma anormal, pudiendo estar afectadas en su anatomía. Esto incluye la presencia de una sola arteria, su nacimiento en lugares que no corresponden a su sitio normal o trayectos anormales dentro del músculo cardiaco, lo que genera que se compriman con cada contracción, condicionando alteraciones en el flujo coronario y, en consecuencia, falta de oxígeno, lo que provoca un infarto.

Otro punto importante que hay que valorar e investigar, aunque no pertenece como una enfermedad vascular propia pero que sí llega a afectar la función de las coronarias, es el **uso de bebidas energizantes**. ¡Sí, esas bebidas que son de fácil adquisición en las tiendas de autoservicio! Bebidas con altos niveles de cafeína, taurina, guaraná y ginseng que son estimulantes y pueden generar infartos al miocardio secundarios a espasmos coronarios, además de arritmias generadas en los ventrículos que se consideran de las más graves. Todo esto puede contribuir a la presentación de infartos en edades muy tempranas.

Además, el consumo de suplementos deportivos como preentrenos con óxido nítrico y aquellos que tienen altos niveles de taurina y cafeína, además de hormonales utilizados para el aumento de la masa muscular y el rendimiento deportivo, son factores de riesgo para la presentación de dolor precordial de origen cardiaco. Por lo tanto, no te debe extrañar que el médico le haga este tipo de preguntas a tu hijo. Como padres, es fundamental estar bien informados sobre lo que consume tu hijo.

La comunicación es sumamente importante entre padre e hijo, además de proporcionar toda la información posible al médico para descartar algún problema grave que pueda estar pasando desapercibido. También se deberá investigar el uso de algunas drogas, como la cocaína, ya que hay evidencia científica de que esta puede llegar a generar espasmos coronarios y provocar un infarto.

Como verás, las causas de dolor precordial en niños y adolescentes que sean de origen cardiaco se encuentran en contextos muy específicos, los cuales afectan a las arterias coronarias en la mayoría de los casos y, generalmente, son por malformaciones en su desarrollo y localización o por eventos externos que condicionan una disminución del flujo a este nivel.

Hace poco se recibió a un paciente joven de 16 años en la unidad de terapia intensiva. Se me solicitó valoración porque presentó dolor precordial y paro cardiaco que requirió maniobras de reanimación. Era un joven deportista que practicaba fútbol americano y, en el interrogatorio, no se encontraron antecedentes familiares importantes para sospechar una enfermedad generadora de arritmia. Solo se encontró que tomaba de tres a cuatro bebidas energizantes al día durante un mes. El domingo, durante un partido, se le vio ingiriendo este tipo de bebidas.

Al día siguiente, acudió a su escuela y presentó un dolor intenso en el pecho que le generó pérdida del conocimiento y paro cardiaco, ameritando maniobras de reanimación. Posteriormente, fue ingresado a terapia intensiva. El único factor de riesgo que se encontró en este paciente fue la ingesta exagerada de bebidas energizantes, además de nunca haber tenido una valoración predeportiva y deportiva previa.

Existen publicaciones que mencionan que el alto consumo de estas bebidas puede condicionar alteraciones en el ritmo cardiaco, generando arritmias en los ventrículos, y también pueden provocar espasmos en las arterias coronarias que lleven a un infarto, pero con un mecanismo diferente al presentado en adultos. Esto ocurre debido al alto nivel de cafeína y taurina con los que están elaboradas.

La característica fundamental del dolor de origen cardiaco es que se refiere con una sensación de muerte inminente (así lo describen en los libros, ya que, a mí, en lo personal, no me ha tocado ver pacientes jóvenes con un infarto en progreso). Generalmente, este dolor está relacionado con la actividad física o un estrés emocional intenso, acompañándose en casi todos los casos de sensación de palpitaciones y cursando con pérdida del conocimiento que condiciona un estado de gravedad, y cuya evolución no es mayor de 4 a 6 meses.

Ahora bien, ¿cómo podrás saber si es necesario buscar atención médica de urgencia o si puede esperar? Generalmente, la evolución de un dolor precordial no cardiaco es larga, es decir, de más de 4 a 6 meses. El dolor es generalmente en reposo, puede remitir espontáneamente y es transitorio, presentándose por tiempos cortos. Se incrementa con la respiración o el movimiento, y no hay antecedentes familiares de importancia.

En estos casos no es necesario acudir de urgencia al médico, pero sí tratar de completar su valoración, ya que el médico, con base en las características del mismo, aunado a una exploración física y a un estudio de electrocardiograma, podrá determinar que el dolor no es cardiaco, permitiendo que tu hijo continúe realizando su actividad física normalmente y sin el miedo de que se trate de algo grave.

Dentro de las causas de dolor precordial no cardiaco, que como ya mencioné son las más frecuentes, se distinguen las siguientes: el dolor que se presenta como opresión en el pecho con sensación de ahogo y ganas de llorar es más de contexto psicológico, siendo la ansiedad uno de los factores más favorecedores para su aparición.

Los problemas musculares, como un mal movimiento o contracturas en los músculos pectorales, generalmente son dolores muy agudos que se incrementan ya sea con el movimiento, la respiración o con la manipulación del área de dolor. Se observan principalmente en adolescentes sometidos a entrenamiento o que realizan deportes que utilicen estos músculos, además de malas posturas al momento de hacer tareas.

El dolor tipo punzante, ese que se refiere como: «¡Ay, algo me pica y no quiero respirar porque siento que se clava más!», generalmente es de origen pulmonar, pudiendo ser por cambios bruscos de temperatura, patologías respiratorias como asma o malas técnicas al momento de correr, ya que respiran por la boca, lo cual genera dolor. Este dolor es el típico que mi abuelita decía: «Es un dolor de aire». En algunas otras ocasiones, se desconoce exactamente la causa.

Así que, si a tu hijo le duele el pecho, no se conoce que tenga una patología cardiaca estructural, no tiene antecedentes de importancia y el dolor no le genera pérdida del conocimiento, no hay nada de qué preocuparse. Las posibilidades de que sea cardiaco son extremadamente bajas. Solo tranquilízalo y tranquilízate.

Dale algún analgésico que podrá ser indicado por tu médico pediatra y, para tu mayor tranquilidad, programa una cita con tu cardiólogo pediatra, quien realizará los estudios convenientes y te explicará lo que pasa con tu hijo.

10. Me dijeron que mi hijo tiene una arritmia

¿Qué pensarías si te dijera que nuestro corazón, como si fuera un generador eléctrico, tiene la capacidad de producir su propia energía, como la batería de tu carro? De hecho, me imagino el funcionamiento del corazón como el motor de nuestros carros, y así como puede haber fallas en el sistema mecánico, puede haber fallas en el sistema eléctrico.

Es sorprendente el funcionamiento cardiaco. Es maravillosa la naturaleza humana, tanto que me atrevo a decir que es lo que nos convierte en milagros vivientes con piernas.

Déjame explicarte un poco sobre la actividad eléctrica del corazón. Una de las principales funciones, y más bellas, del corazón es la de formar por sí solo estímulos eléctricos en un sitio que conocemos como nodo sinusal (que viene siendo como una especie de generador eléctrico), por lo cual cualquier ritmo que se origine en este nivel lo denominamos ritmo sinusal (ritmo normal).

La energía generada en este sitio es enviada por un sistema de cableado (de la misma forma que los cables pasan por las paredes de tu casa) con la finalidad de transportar la energía, y de esta manera se produce el trabajo mecánico del corazón. Así es, el corazón tiene un mecanismo eléctrico y uno mecánico. ¿A poco no es maravilloso?

El sistema de cableado en el corazón se dirige desde las aurículas hacia los ventrículos, haciendo que con esto el corazón se contraiga y se relaje. Este sistema eléctrico está constituido por el nodo sinusal, que es el interruptor principal que marca el ritmo que debe llevar el corazón (es el director de la orquesta), y este es capaz de producir su propia energía desde los 15 días de gestación, siendo así el corazón el primer órgano en funcionar y el último en dejar de hacerlo en nuestras vidas.

Esta energía, iniciada en el nodo sinusal, baja por unos cablecitos que llegan a un segundo interruptor que funciona cuando el primero no lo hace. Además, este sitio es el único lugar por donde atraviesa la actividad eléctrica hacia los ventrículos para completar su ciclo y permitir su contracción; es decir, llevar a cabo correctamente su actividad mecánica. Este lugar se llama nodo auriculoventricular y se encuentra entre el límite inferior de las aurículas y el superior de los ventrículos. Este sitio sirve para llevar de forma controlada y rítmica la cantidad necesaria de sangre que permita el buen funcionamiento de nuestros órganos.

La producción de estímulos generalmente es regular, ya que debe existir un ritmo para que las aurículas y los ventrículos se contraigan con orden, pero no al mismo tiempo. Por lo anterior, decimos que el corazón lleva ritmo (y no precisamente de reguetón). El ritmo podría ser algo así:

LUM-DUM-LUM-DUM-LUM-DUM-LUM-DUM

Cuando ese ritmo se detecta irregular en la auscultación, decimos que es una arritmia (no hay ritmo), y podríamos escuchar algo como esto:

LUM-DUM ——LUM-DUM—-LUM———DUM

Cuando se encuentra un ritmo anormal, es cuando decimos que existe una arritmia. Sin embargo, si este ritmo sin ritmo se genera en el nodo sinusal, lo llamamos arritmia sinusal, y dentro de estas están algunas denominadas arritmias respiratorias, en las cuales los latidos cardiacos varían en relación con la respiración: al inspirar, aumenta la frecuencia cardiaca; al espirar, disminuye.

Esto es un reflejo normal en niños y algunos adolescentes, por lo tanto, el hecho de oír un ritmo irregular (arrítmico) no establece por sí mismo una enfermedad por alteración en el sistema de generación y conducción del impulso eléctrico cardiaco, ya que un gran porcentaje de niños y jóvenes pueden tener una arritmia encontrada de forma fortuita.

Existen muchos tipos de arritmias, y pocas de ellas comprometen la vida de los niños. Dentro de las arritmias que definimos como un ritmo diferente a lo normal, están aquellas que hacen que el ritmo del corazón sea muy rápido (taquicardias), muy lento (bradicardias) o que, de plano, no haya ritmo (arritmias arrítmicas).

La frecuencia cardiaca, que es la cantidad de latidos por minuto, varía con la edad. Entre más pequeño es un niño, mayor es su frecuencia cardiaca. Conforme vamos creciendo, esta disminuye. La frecuencia cardiaca promedio en recién nacidos hasta los 3 meses es de 140 lpm; de 3 meses a 2 años, 130 lpm; de 2 a 10 años, 80 lpm; y en mayores de 10 años, se encuentra un promedio de 75 lpm, siendo este ya el promedio en la edad adulta.

Ahora bien, cuando existe un aumento de la frecuencia cardiaca y este se origina en el interruptor principal (nodo sinusal), se diagnostica como taquicardia sinusal (generalmente este tipo de arritmias lleva un ritmo normal pero más rápido de lo habitual). La mayoría de las veces está generada por factores externos al corazón, como anemia, fiebre, angustia, ansiedad, estrés, ejercicio, bebidas estimulantes y dolor, entre las causas más frecuentes.

Generalmente, estas no superan los 180 lpm y no presentan síntomas, solo se refiere la presencia de latidos fuertes y rápidos, lo que llamamos palpitaciones. En el electrocardiograma solo se observa un incremento en la frecuencia cardiaca sin más alteraciones en la conducción eléctrica. En estos casos, el tratamiento consiste únicamente en identificar y tratar la causa externa.

Cuando el incremento en la frecuencia cardiaca se debe realmente a algún problema en la conducción, puede ser porque existe un cable adicional, uno mal colocado o porque otro lugar está generando el estímulo. En estas situaciones se puede generar un aumento en la conducción que haga que la energía pase demasiado rápido, o bien, que el estímulo se produzca en otro lugar fuera del nodo sinusal. En ambos casos, la arritmia producida se denominará según su origen. Si se produce por encima de los ventrículos, se llamará arritmias supraventriculares, que son las más frecuentes en niños y adolescentes. Si el origen se encuentra en los ventrículos, se llamará arritmias ventriculares, que son menos comunes, pero potencialmente más graves.

En ambos casos, los síntomas también pueden estar relacionados con la presencia de palpitaciones y, en casos más graves, producir cansancio con la actividad física o incluso pérdida del conocimiento (síncope cardiaco, capítulo 4).

Ahora bien, cuando la frecuencia cardiaca es baja, decimos que estamos ante una bradicardia. Esta se define como menor de 80 lpm en recién nacidos hasta los 3 meses, menor de 75 lpm de 3 meses a 2 años, menor de 60 lpm de 2 a 10 años y menor de 50 lpm en mayores de 10 años.

Cuando la bradicardia se origina a nivel sinusal, se llama bradicardia sinusal. Al igual que la taquicardia sinusal, generalmente es causada por cuestiones externas, que hacen que se produzca un estímulo lento, como el sueño, el ejercicio, algunos medicamentos, problemas neurológicos, temperaturas bajas y las infecciones, entre las principales.

Al igual que las taquicardias sinusales, este tipo de arritmia se diagnostica al encontrar una frecuencia cardiaca baja en un niño o adolescente sin síntomas, con un electrocardiograma normal y una conducción eléctrica normal. Por lo tanto, el tratamiento en estos casos consiste en eliminar la causa externa que esté generando la frecuencia cardiaca baja.

Las únicas causas de frecuencias cardiacas bajas que pueden considerarse propiamente de origen cardiaco son aquellas donde un cable está bloqueado, es decir, como cortado. Estas se denominan **bloqueos auriculoventriculares**, y esto hace que el estímulo cardiaco no pase hacia los ventrículos. Por lo tanto, cuanto más bloqueado esté el cable, menos actividad eléctrica pasa, y los ventrículos se contraen con menor frecuencia, generando síntomas como pérdida del conocimiento (síncope cardiaco, capítulo 4). En los casos graves, el único tratamiento es la colocación de un generador de estímulos externo, conocido como marcapasos.

Existen otros tipos de arritmias en las cuales se pierde el ritmo normal del corazón y aparecen latidos extra junto a los normales. Cuando estos latidos extra se producen en las aurículas, se llaman **extrasístoles supraventriculares**, y cuando se producen en los ventrículos, se llaman **extrasístoles ventriculares**. En la mayoría de los casos, este tipo de arritmias son benignas y de resolución espontánea. A veces se relacionan con la ingesta de bebidas estimulantes como café, té verde o negro, y bebidas con altos niveles de taurina, como las bebidas energizantes. Sin embargo, muchas veces lo importante de estas arritmias es que normalmente no requieren tratamiento médico. Algunas incluso desaparecen durante el ejercicio, lo que confirma su comportamiento benigno.

Solo se debe tener cuidado si en tu familia existen antecedentes de muertes súbitas, que son aquellas que ocurren en familiares jóvenes sanos (entre 20 y 40 años) durante el ejercicio o poco después de haberlo realizado, así como muertes de cuna, que son fallecimientos inexplicables durante el primer año de vida en niños aparentemente sanos. También se debe prestar atención a infartos en jóvenes menores de 50 años sin enfermedades previas conocidas y donde se encuentra en la autopsia la presencia de un infarto sin factores de riesgo.

Además, si hubo pérdida del conocimiento relacionada con la actividad física y el electrocardiograma es anormal, lo conveniente es realizar un protocolo completo de estudios. En algunas ocasiones, esto puede incluir estudios moleculares genéticos específicos para descartar enfermedades genéticas que puedan poner en peligro la vida de los niños.

Cuando se presentan este tipo de arritmias, generan mucha angustia y ansiedad, incluso en los mismos médicos. Sin embargo, debemos tener claro que, la mayoría de las veces, estos problemas son transitorios, benignos y no requieren tratamiento. Lo importante es acudir con personal capacitado para determinar el tipo de arritmia, su origen y, en caso necesario, establecer un tratamiento.

Dándote un pequeño resumen, te puedo decir que, si tu niño tiene sensación de palpitaciones, lo ideal es que sea revisado inicialmente por un cardiólogo pediatra. No te recomiendo que acudas directamente a realizar un estudio de electrocardiograma, ya que, normalmente, la interpretación se basa únicamente en los datos arrojados por el estudio y no en el contexto clínico de tu hijo. Lo ideal es acudir con un médico con experiencia en este tipo de problemas, quien decidirá qué estudios son necesarios y, en algunos casos, cuando sea pertinente, derivará a tu hijo con los especialistas del sistema eléctrico cardiaco, llamados electrofisiólogos.

11. Catete… ¡¿qué?!

Cateterismo, eso es. Así les comenté a los padres de Ana Lucía cuando vinieron a verme por la presencia de un soplo. Ana Lucía tenía en ese tiempo unos cuatro meses; era pequeñita porque no había ganado peso. Su respiración era muy rápida y se veía cansada al respirar, aunque no dejaba de sonreír.

Cuando llegó conmigo, había sido enviada por su pediatra tras haberle escuchado un soplo días antes. Al momento de revisarla, y previa realización de la historia clínica obligatoria, pasamos a hacer su exploración física y, efectivamente, se auscultaba un soplo. Dadas las características del mismo y ante la gran sospecha de un defecto cardíaco, procedimos a realizar un ecocardiograma, donde establecimos el diagnóstico. Ana Lucía tenía algo que se llama **persistencia de conducto arterioso**.

Aunque es una patología cardíaca de excelente pronóstico (lo mismo que tenía mi hijo), lo ideal era cerrar ese conducto, ya que esto impedía que creciera bien, que ganara peso, y le generaba riesgos de enfermedades pulmonares como neumonía frecuente, mermando así su sistema inmunológico. Con el tiempo, esto podría generar un problema crónico a nivel pulmonar y una función anormal del corazón.

Dadas las características del defecto, Ana Lucía era buena candidata para un cierre por cateterismo cardíaco, siendo esto lo que se les comentó a los padres.

Para entender de qué estamos hablando, primero les voy a contar la historia de cómo inició este mundo maravilloso en la cardiología. Primero, les explicaré que el cateterismo cardíaco es un procedimiento que se realiza de forma invasiva, aunque no tan invasiva como sería una cirugía cardíaca. Pero ¿a qué se refiere que sea invasivo? Se refiere al hecho de que se necesita introducir, a través de las venas o arterias, unas mangueritas o tubitos (que llamamos catéteres, de ahí el nombre de cateterismo) muy delgados.

Estos llegan al corazón sin necesidad de abrir el pecho, y, a través de ellos, se pueden tomar presiones de cada cavidad del corazón, así como colocar algunos dispositivos que resuelvan el problema que tiene el paciente. Generalmente, los vasos sanguíneos que más se utilizan son los que se encuentran a nivel de la ingle, brazos y, en menor frecuencia, los del cuello, dado que estos son de mayor tamaño.

La medicina está llena de historias sorprendentes, historias de médicos valientes que, en ocasiones, han realizado procedimientos o inventado aparatos enfrentándose incluso a la desaprobación del mismo gremio médico. Una de las historias que más me gusta contarles a mis alumnos, ya que, en lo personal, me resulta muy interesante y, por qué no decirlo, un poco simpática, es la historia del cateterismo cardíaco. Siempre la he considerado digna de relatar, dadas las condiciones de la época y la manera en que dio inicio.

La historia comienza cuando el Dr. Forssman, un joven médico en un hospital en Alemania, logró en 1929, a la edad de 25 años, introducirse él mismo un catéter (un tubito muy delgado) por las venas del antebrazo. Por medio de un aparato de rayos X, logró observar que se encontraba dentro del corazón. Hasta entonces, esto solo se había llevado a cabo en animales con fines de investigación, siendo esta la primera vez que se realizaba en un ser humano. Forssman tuvo que realizar este procedimiento a escondidas, ya que, al proponerlo a sus superiores, le prohibieron llevarlo a cabo. En ese tiempo, se consideraba que cualquier objeto que entrara al corazón sería fatal.

La juventud, en ocasiones, es terca, y Forssman, al estar seguro de que esto funcionaría, lo realizó en forma clandestina con la ayuda de una sola enfermera (a la cual también engañó). Por esta omisión de la indicación de no realizarlo, fue despedido del hospital, tachado de irresponsable, siendo expulsado y costándole su reputación, aunado a un repudio general en el ámbito médico. Sin embargo, todo lo que hacemos en la vida tiene sus castigos o recompensas; pasaron 23 años para que, en 1953, fuera finalmente reconocido y se le entregara el Premio Nobel de Fisiología y Medicina.

Después de este suceso, la medicina en el área cardiovascular ha mostrado un avance sorprendente, llegando hasta la actualidad a realizar procedimientos que antes solo se hacían mediante cirugía cardíaca, disminuyendo así los riesgos y complicaciones.

Al inicio, el cateterismo cardíaco estaba solo encaminado a realizar diagnósticos, ya que no existían otras formas de estudiar las enfermedades cardíacas. Fue en los años cincuenta, después de la Segunda Guerra Mundial, cuando unos doctores suecos, Helmut Hertz e Inge Edler, al utilizar las ondas ultrasónicas desarrolladas para el uso en submarinos, dieron a conocer el primer equipo que se guiaba por dichas ondas. Esto resultó más útil y menos riesgoso para la detección de enfermedades cardíacas.

Este equipo, en la actualidad, es conocido como **ecocardiograma**: una máquina de ultrasonido con una computadora especial para valorar la anatomía y función del corazón. Este avance hizo que los cateterismos cardíacos con fines diagnósticos pasaran a un segundo plano. Con el advenimiento de nuevas técnicas por ecocardiograma, así como nuevos equipos de diagnóstico como tomografías y resonancias, el cateterismo diagnóstico cardíaco ha pasado a un segundo, o por qué no decirlo, a un tercer lugar.

Pero en esta vida todo evoluciona, y si eres obsoleto en algo, hay que actualizarse para no quedar en el olvido. De ese modo, el cateterismo cardíaco empezó a adquirir nueva importancia, pero ahora para solucionar problemas, dejando en muchos casos atrás los riesgos que conlleva una cirugía de corazón abierto, por lo cual se inició la era del «intervencionismo o cateterismo intervencionista».

Fue así como, en 1953, en la Ciudad de México, los doctores Rubio y Álvarez realizaron la primera intervención a nivel de la válvula pulmonar, técnica que se introdujo hasta 1982. El cateterismo cardíaco en niños fue iniciado antes que en adultos debido a la complejidad de estas enfermedades. La era del cateterismo intervencionista comenzó de forma formal en 1966, cuando los doctores Raskind y Miller realizaron un aumento de tamaño de un orificio en el tabique que separa las dos aurículas, lo que permitió una mejor mezcla de oxígeno, condicionando una mejoría en las condiciones de gravedad de los pacientes y permitiéndoles estabilizarse para recibir un tratamiento quirúrgico definitivo de forma más segura.

Pero te preguntarás: «Ok, doctora, todo esto es muy interesante, y ya me dijiste su historia. ¿Pero cómo se hace? ¿Qué riesgos tiene? ¿Cómo va a ayudar esto a mi hijo?».

¿Cómo se hace? Bueno, te explico: Tu niño ingresará a la sala en ayuno (sí, no hay que darle nada de comer ni agua en el transcurso de mínimo seis horas). Por lo tanto, si es bebé, es probable que se requiera canalizar una venita pequeña para pasarle suero que evite deshidratación y que se baje la glucosa, por lo cual sería conveniente hospitalizarlo una noche previa a su procedimiento. En niños más grandes, el ayuno es más tolerable sin generar complicaciones.

Al llegar a la sala, es probable que ya esté tu médico ahí o una enfermera, quienes recibirán a tu bebé. En muchos lugares (como es el caso cuando yo lo realizo), se permite que un papi entre con su hijo hasta acostarlo para que se encuentre más tranquilo, y ya el anestesiólogo proporcionará algo para dormirlo mientras usted esté. Al lograr que esté dormido, los padres pasarán a la sala de espera.

El procedimiento de cateterismo se lleva a cabo en un área tipo quirófano, debido a que se requiere mantener un espacio estéril. Aunque no se realiza una herida ni se expone el corazón al exterior, todo el material que se utiliza será introducido a él, por lo cual todo debe de estar completamente libre de contaminación. En el caso de los niños/adolescentes, se requiere, como se comentó previamente, la participación de un anestesiólogo, quien brindará apoyo para mantenerlo dormidito con la finalidad de que esté inmóvil, además de no generar estrés en él.

Al ingreso, se colocan parches que estarán monitorizando sus signos vitales durante todo el estudio. Ya totalmente dormido, se colocan una serie de sábanas estériles donde solo se logra ver el área donde se va a trabajar, que generalmente es a nivel de la ingle. No se realiza ninguna incisión, solo se pincha la vena, la arteria o ambas, principalmente a nivel de la ingle, y dependiendo del procedimiento a realizar, es a través de ellas que se estarán introduciendo los catéteres especiales para su estudio.

El procedimiento se realiza ayudado por un equipo de rayos X, que va tomando una especie de película (prácticamente es una cámara que toma una película) para observar lo que se está realizando en el corazón. Por medio de un líquido que se inyecta, llamado «material de contraste», se permite ver hacia dónde va la sangre y, con ello, se pintan las estructuras que se quieran estudiar.

Por medio de estos tubitos, como se mencionó antes, se pueden tomar presiones de cada cavidad cardíaca, así como muestras de sangre, lo que permitirá hacer diagnósticos y valorar tanto el riesgo como el pronóstico de los pacientes al momento de recibir su tratamiento quirúrgico. También se puede introducir un material que permita el cierre de algunos orificios que no deberían de estar o abrir algunas válvulas que se encuentran cerradas, permitiendo mejorar la calidad de vida y el pronóstico.

El procedimiento es llevado a cabo por médicos con entrenamiento en este tipo de estudios, los cuales se llaman **«hemodinamistas»** (que vienen siendo como los plomeros que arreglan los problemas de las tuberías de las casas), ya que no cualquier médico los puede realizar. Tiene una duración de tres horas en promedio, y generalmente los pacientes salen a una sala de recuperación hasta que el efecto de la anestesia pase.

En algunas ocasiones, se puede dar de alta el mismo día o dejar al paciente en vigilancia por un día según el procedimiento realizado. Si es un niño que entró críticamente enfermo, es probable que pase a una sala de terapia intensiva para su monitorización y estabilización.

Es importante que durante las primeras horas se vigile el área donde se trabajó. El niño saldrá con un parche que, en realidad, se ve más aparatoso de lo que es, ya que este sigue oprimiendo el sitio que se picó para evitar que salga sangre. Este parche se retira a las 24 horas del procedimiento.

Durante esas primeras horas, se deberá observar la presencia de sangrado y dolor, ambos mínimos y que generalmente no generan problemas. Por lo tanto, se deja un analgésico con horario y se continúa la compresión del área.

Los pacientes pueden retomar su vida normal en la mayoría de los casos al día siguiente, con algunas indicaciones específicas dependiendo de lo que se les haya realizado.

Es de suma importancia explicar que, aunque se trata de un procedimiento de mínima invasión, también tiene sus riesgos. Recuerden que durante el estudio se utiliza material dentro del corazón, lo que puede ocasionar, en muy pocas ocasiones, trastornos del ritmo (arritmias), perforaciones, sangrados, coágulos, reacciones a los medicamentos anestésicos o al medio de contraste. Estas son las principales complicaciones, aunque su probabilidad es muy baja.

En caso de presentarse, el equipo médico está preparado para resolverlas. Estos riesgos se les explicarán antes del procedimiento y se les pedirá firmar una carta de consentimiento donde se informan sobre ellos y se autoriza la realización del procedimiento. Si tienen dudas, **pregunten**, hasta que se sientan tranquilos.

En los días posteriores al procedimiento, solo será necesario estar atentos si el niño presenta fiebre, enrojecimiento o secreción en el sitio donde se trabajó, dolor en el pecho o palpitaciones. Si esto ocurre, se deberá llevar al médico para una revisión.

Con el avance de la cardiología intervencionista, se han logrado realizar procedimientos que antes solo eran posibles mediante cirugía. Esto ha reducido considerablemente los riesgos y las estancias intrahospitalarias, evitando en muchos casos el uso de una terapia intensiva, más frecuente en procedimientos quirúrgicos. Además, se evita la presencia de una herida quirúrgica que, con el tiempo, dejaría cicatriz.

¿Y qué procedimientos se pueden realizar por cateterismo? ¿Mi hijo sería candidato?

Te comento: algunos de los procedimientos que se realizan incluyen el cierre de defectos mediante dispositivos llamados Amplatzer, que cierran comunicaciones interventriculares, interauriculares y conductos arteriosos, entre los principales. También se puede abrir válvulas mediante lo que se llama **valvuloplastias**, que consisten en introducir una especie de globo a nivel de la válvula cerrada e inflarlo hasta lograr su apertura.

Otro procedimiento es la **angioplastia**, que se utiliza cuando lo que está cerrado es una arteria, ya sea a nivel de la aorta o de las ramas pulmonares, como en el caso de la «coartación» (estrechez de la aorta, principalmente a nivel del tórax) o la «estenosis» en alguna de las ramas de la arteria pulmonar. Actualmente, existen lugares donde se están colocando válvulas mediante intervencionismo, siendo esto lo más actual y novedoso.

No todas las patologías estructurales cardíacas son candidatas para ser solucionadas por intervencionismo. Si bien es cierto que la mayoría lo son, no todas pueden resolverse de esta manera. Por ello, es fundamental una valoración cuidadosa del cardiólogo pediatra, quien definirá, mediante estudios, cuál es la mejor opción para tu hijo.

Con la confianza de los padres, a Ana Lucía se le realizó un cierre de conducto arterioso por cateterismo, llevándose a cabo sin complicaciones. Hace algunos meses, me encontré a sus papás en un centro comercial. Llevaban a una niña sonriente, con unos ojos hermosos: era Ana Lucía. No la reconocí, sinceramente reconozco más rápido a los papás que a los niños. En el transcurso de nueve meses, había cambiado mucho. Dejó de ser la bebé chiquita con bajo peso; ahora era una niña sana y hermosa.

La última vez que la vi fue a los seis meses del procedimiento, sin complicaciones, por lo cual se le dio de alta. Ahora, al año y medio de edad, su vida era otra. Vi a los padres, quienes se me acercaron con mucho cariño, y ahí, en el pasillo, rodeados de gente, nos pusimos a platicar como grandes amigos. Me recuerdan con cariño y agradecimiento. ¿Qué mejor regalo en la vida que la confianza que los padres depositan en nuestras manos?

Así que, si tu médico te menciona el cateterismo, sí, asusta, claro, pero confía en tu médico. Él siempre buscará lo mejor para tu bebé. Y cualquier duda que tengas, tienes el derecho de preguntar y de que se te responda hasta que te sientas tranquilo. Confía en los médicos, en Dios, en la naturaleza. Confía en la vida misma, y todo estará bien.

12. ¿Se necesita operar a mi hijo/a? ¿Es peligroso?

Al igual que el cateterismo cardíaco, la cirugía cardíaca ha evolucionado en los últimos años, al punto de que la probabilidad de que tu niño sobreviva a una cirugía es alta.

Hace mucho tiempo, para ser exactos en 1892, el Dr. William Osler dijo en su libro: **«Dado que una gran proporción de cardiopatías complejas son incompatibles con la vida y que en el resto nada puede hacerse para corregir el defecto, o incluso los síntomas, su interés clínico es limitado».** ¿Qué pensaría el Dr. Osler al saber que, en la actualidad, el 89 % de los pacientes con cardiopatía al nacimiento llegan a la edad adulta? ¿A qué se debe esto?

Bueno, esto se debe gracias al sorprendente progreso que se ha presentado en pocos años en el área de la medicina cardiológica, incluyendo nuevas técnicas de ecocardiograma con imágenes bidimensionales, tridimensionales y avances en la valoración de la función de los ventrículos; nuevos métodos diagnósticos por imagen como tomografías y resonancias magnéticas; sumado a los avances en los procedimientos de cateterismo cardíaco intervencionista y en las técnicas quirúrgicas, este panorama ha cambiado radicalmente.

Pasaron 50 años desde las publicaciones del Dr. Osler para que el Dr. Gross realizara la primera cirugía exitosa de una cardiopatía congénita: **el cierre quirúrgico del conducto arterioso.** Actualmente, este procedimiento es más común que se realice por cateterismo, dejando los casos más complejos para el tratamiento quirúrgico. En 1944, gracias a la Dra. Helen Taussing, el Dr. Blalock y Vivian Thomas, inició la era del manejo quirúrgico de las enfermedades que provocan cianosis, dando un nuevo panorama y una enorme esperanza de vida a los «bebés azules».

Existen aproximadamente 150 enfermedades del corazón y más de 200 procedimientos para su reparación, lo que eleva las posibilidades actuales de supervivencia. Conforme pasa el tiempo, surgen nuevas técnicas y las existentes se perfeccionan. Por lo tanto, el área de la cirugía cardiovascular sigue creciendo a pasos agigantados, alcanzando ese sorprendente 89 % de adultos que han superado una cardiopatía y mantienen una muy buena calidad de vida. ¿Qué opinas ahora, Dr. Osler?

Un punto que hay que recalcar es que no todas las malformaciones requieren un tratamiento quirúrgico o por intervencionismo. En ocasiones, ni siquiera tratamiento médico necesitan; solo es cuestión de esperar su resolución espontánea. Por lo tanto, es importante armarse de valor y paciencia, confiar en el cardiólogo y tener fe.

Sin embargo, es muy importante (aunque veas muy bien a tu hijo, ya que algunas cardiopatías no presentan síntomas) asistir a las citas de seguimiento que indique el cardiólogo. Este control regular permitirá valorar la necesidad de alguna intervención, ya sea quirúrgica o por intervencionismo.

¿Cuál es el riesgo de la cirugía?

Dependerá del tipo de malformación cardíaca o del número de lesiones intracardiacas asociadas (ver capítulo 2). Es importante destacar que las cirugías de urgencia tienen un mayor riesgo en comparación con las programadas. Por ello, es crucial subrayar la importancia de los estudios de tamizaje para la detección oportuna de cardiopatías. Las tres etapas principales para su realización son:

1. Durante el embarazo, entre las semanas 18 y 22, mediante ecocardiograma estructural.
2. Al momento del nacimiento, entre las 24 y 72 horas de vida (no antes ni después).
3. Durante el primer año de vida, mediante un seguimiento estrecho por neonatología o pediatría.

Todo esto tiene la finalidad de detectar patologías cardíacas a tiempo y resolverlas antes de que se compliquen.

Pero ¿qué tipo de cirugía le realizarán a mi hijo? ¿Todas las cirugías son de corazón abierto? Dentro de las cirugías cardíacas existen dos tipos: las correctivas y las paliativas.

Las **«cirugías correctivas»** son aquellas en las que la reparación de los defectos está encaminada a su solución total, dejando un corazón funcionando en más de un 90 %, o incluso en su totalidad. Dentro de estas se encuentran las de cierre de comunicaciones, como el cierre de comunicación interauricular, comunicación interventricular y persistencia del conducto arterioso, principalmente.

Estas incluyen también la reparación de las válvulas y la implantación de aparatos valvulares cuando estas no se pueden reparar. El objetivo de este tipo de cirugía es lograr que los dos ventrículos funcionen adecuadamente, permitiendo que cada uno cumpla con la función para la cual fue desarrollado. Por ello, a este tipo de cirugías cardíacas también se las llama **«correcciones biventriculares»** (dos ventrículos funcionando). En este grupo de cirugías se encuentran la mayoría de las cardiopatías con muy buen pronóstico, dejando en ocasiones secuelas leves o moderadas que permiten llevar una vida normal o cercana a lo normal.

Las **«cirugías paliativas»** son aquellas necesarias para mejorar las condiciones de los pacientes cuando, en ese momento, la corrección completa resulta más riesgosa, o para aquellos corazones en los que estas intervenciones solo buscan mejorar las condiciones clínicas y ofrecer más años de vida en las mejores condiciones posibles, a la espera de nuevos procedimientos quirúrgicos que puedan solucionar la patología o conducir, eventualmente, a un trasplante cardíaco.

Dentro de este tipo de cirugías se encuentran las denominadas **«correcciones univentriculares»**, que, a diferencia de las biventriculares, excluyen parcial o totalmente un ventrículo. Estas se realizan mediante la utilización de tubos sintéticos o desconectando y conectando las estructuras cardíacas en diferentes posiciones, logrando así que el flujo venoso se dirija directamente a los pulmones sin pasar por el corazón. En estos casos, solo funciona un ventrículo, generalmente el izquierdo.

En este grupo de cirugías paliativas se incluyen principalmente:

- **Fístulas**, que se realizan cuando existen enfermedades que llevan muy poca sangre a los pulmones y no es prudente realizar una cirugía correctiva debido a la edad, el tipo de enfermedad o el estado de gravedad.

- **Conexiones cavopulmonares (Glenn)**, también conocidas como **Hemifontan**, que desconectan la vena cava superior para conectarla a la arteria pulmonar derecha. Esto permite que todo el flujo venoso de la cabeza pase directamente a los pulmones sin atravesar el corazón, reduciendo la carga de trabajo del único ventrículo funcional.

- **Cirugía de Fontan**, que complementa el procedimiento Glenn al unir las dos venas cavas (superior e inferior) a la arteria pulmonar derecha mediante un tubo, dirigiendo todo el flujo venoso no oxigenado hacia los pulmones para su oxigenación, mientras el ventrículo único trabaja con la mitad del volumen de la circulación sanguínea.

- **Cerclaje pulmonar**, que, al contrario de las fístulas, se realiza cuando una alteración cardíaca lleva un exceso de flujo a los pulmones, lo que puede causar infecciones respiratorias frecuentes, desnutrición, alteraciones estructurales y problemas genéticos asociados.

Para explicarlo un poco más, algunas cirugías se denominan **de corazón abierto**. Este término suele sonar alarmante, pero te explico: estas cirugías implican conectar al paciente a una bomba que realiza las funciones del corazón y los pulmones. Esta máquina, llamada **bomba de circulación extracorpórea**, es manejada por un equipo especializado conocido como **perfusionistas**. Este grupo de enfermeros/as está capacitado para el manejo de estos equipos, desempeñando un papel fundamental durante la intervención.

En este tipo de cirugías, el corazón se encuentra relajado o parado, lo que facilita al cirujano la reparación de las alteraciones estructurales dentro del corazón, evitando complicaciones que podrían surgir al operar un órgano en movimiento (como intentar reparar un motor con el automóvil encendido). La duración de estas cirugías varía entre 3 y 7 horas, dependiendo de la cantidad de defectos a reparar. En contraste, las cirugías cerradas o aquellas que no requieren circulación extracorpórea suelen durar entre 2 y 3 horas, con una recuperación más rápida.

¿Cuál de las dos es más riesgosa? El riesgo no depende del tipo de cirugía, sino de la gravedad de la alteración cardíaca. De hecho, algunas cirugías de corazón abierto, como los cierres de comunicaciones interventriculares o interauriculares, son de las menos riesgosas debido a las características de la patología y la técnica quirúrgica empleada.

En conclusión, el tipo de cirugía y su riesgo dependen de la alteración cardíaca, las lesiones extracardíacas asociadas, la edad, el peso, el tipo de intervención y la experiencia del equipo quirúrgico. Los riesgos generales incluyen sangrados, alteraciones del ritmo cardíaco y complicaciones al retirar la bomba extracorpórea en las cirugías de corazón abierto. Aunque difícil de aceptar, siempre existe la posibilidad de muerte en mayor o menor grado.

Por ello, antes de la cirugía, los médicos proporcionan información detallada sobre los riesgos específicos del procedimiento y entregan una hoja de consentimiento informado. Esto permite a los pacientes o tutores autorizar la intervención con pleno conocimiento de los posibles riesgos. Recuerde, en la vida todo conlleva riesgos, incluso actividades tan simples como acudir al dentista. Más aún cuando se trata de cirugías de corazón.

Doctora, ¿cuál es el mejor momento para operar a mi hijo?

Es una de las preguntas más frecuentes que recibo. Algunos comentarios de los padres son: «Pero ¿tan pequeño se puede operar?», «¿es prudente la cirugía a esta edad?». A veces, una de las mayores dudas o preocupaciones de los padres es si es el momento adecuado para realizar la cirugía. Muchos refieren que el niño está muy pequeño, delgado o que no parece tener síntomas.

Las cirugías no dependen de estos factores, ya que incluso se han podido operar bebés de hasta 500 gramos. En algunas ocasiones, se espera a que alcancen un buen peso; hay casos en los que se operan durante los primeros cinco días de vida y otros donde se puede esperar hasta los cinco años. El momento de la cirugía depende del diagnóstico, del tipo de defecto y de las condiciones clínicas del niño o la niña.

Es raro que una cirugía cardiovascular sea una urgencia real, pero, cuando lo es, generalmente ocurre en etapa neonatal. Estas cirugías de urgencia suelen realizarse tras una estabilización previa, ingresando al quirófano en los primeros cinco días de vida, idealmente entre los diez y quince días, según la gravedad de las condiciones del bebé.

Sé que al escuchar «su hijo se tiene que operar», todo tu mundo se pone de cabeza. A veces, el niño se ve tan bien que resulta poco creíble lo que te están diciendo. Sin embargo, muchas enfermedades cardíacas no presentan síntomas visibles, lo que hace difícil aceptarlo.

Cuando la cirugía es de urgencia, lo más común es que el niño ya esté hospitalizado, muchas veces en una unidad de cuidados intensivos, y sea llevado directamente al quirófano, recibido por el equipo médico preparado para el procedimiento. Por otro lado, cuando la cirugía es programada, hay tiempo para planificar y garantizar que el niño entre en las mejores condiciones posibles, reduciendo los riesgos.

Por eso, el cardiólogo pediatra o el médico cirujano cardiovascular pedirá evaluaciones previas para descartar infecciones ocultas, como caries, sinusitis o infecciones urinarias asintomáticas. También se solicitarán pruebas de sangre rutinarias y donantes de sangre debido a la alta probabilidad de transfusiones durante y después de la cirugía. Lo ideal es hospitalizar al niño un día antes para organizarse y comenzar el ayuno de al menos ocho horas.

Al ingresar al quirófano, el niño será recibido por el equipo médico y de enfermería para iniciar su preparación. El anestesiólogo, con experiencia en este tipo de cirugías, probablemente administrará un medicamento para que el pequeño entre tranquilo al quirófano. Una vez dentro, se le colocarán parches para monitorizar los signos vitales, y se procederá con la cirugía.

Cuando se trata de cirugías a corazón abierto, la incisión suele realizarse en el centro del tórax. En los procedimientos paliativos, la vía de abordaje puede ser esta o desde el lado, a unos centímetros por debajo de la axila, generalmente la izquierda.

Es importante que sepan que, al salir del quirófano, el panorama puede parecer muy aparatoso: tubos saliendo de diferentes lugares, una herida en el centro del tórax o en el lateral, generalmente cubierta con un gran parche. Si todo sale bien, tu hijo puede salir respirando por sí mismo, lo que es un excelente pronóstico. Sin embargo, en algunos casos, aunque la cirugía sea exitosa, necesitará apoyo respiratorio por un periodo promedio de 48 a 72 horas. Este es el momento más crítico en la evolución postquirúrgica del niño.

En la mayoría de los casos, los niños requieren una sola cirugía, lo cual es lo ideal. Sin embargo, en algunos, debido a la complejidad de las malformaciones o a la imposibilidad de realizar una corrección total en un único procedimiento, podrían necesitarse varias cirugías. Entre más intervenciones sean necesarias, más se complica la técnica quirúrgica, incrementando los riesgos con cada una.

Tras un periodo inicial de convalecencia de 10 a 15 días, el niño podrá comenzar a retomar gradualmente su vida normal. Mientras más pronto se reintegre a sus actividades, más rápida será su recuperación, tanto física como mental. Recuerden que ellos son los que enfrentan el proceso más difícil: son seres valientes que necesitan padres fuertes para superar esta etapa y recuperar su vida. Al mes, podemos decir que estarán en el camino de la recuperación.

Es probable que, en los próximos meses (de 3 a 6 meses), en los casos de cirugía de corazón abierto o cuando se requiere un abordaje por el esternón, se prohíban actividades de contacto para evitar lesiones en esa zona, ya que es necesario esperar a que el hueso se repare por completo y recupere su función protectora del corazón.

La decisión sobre el tipo de cirugía y el momento para su realización es tomada en conjunto por el cardiólogo pediatra y el cirujano cardiovascular, quienes son los más conocedores de estas patologías y tienen mayor experiencia en la toma de estas decisiones. Sin embargo, también es fundamental el equipo multidisciplinario que participa, desde los médicos en quirófano hasta los neonatólogos e intensivistas encargados del postoperatorio. Para que todo salga bien, es esencial la colaboración y el aporte de cada miembro del equipo con sus conocimientos, todo con el objetivo de sacar adelante al niño.

Tuve recientemente un paciente que, al momento de la revisión, tenía solo 16 días de vida. Resultó tener una cardiopatía no muy compleja, pero que con el tiempo necesitaría cirugía. Les expliqué el diagnóstico, el riesgo, el pronóstico y el plan que deberíamos seguir. Sé que, en ese momento (como mencioné al inicio del libro), la noticia nubla el entendimiento y, por más que uno informe, cuesta asimilar lo que se dice. Para los padres fue un golpe tremendo. Les comenté que lo ideal era estabilizar al bebé con medicamentos, mantenerlo en vigilancia y realizar una sola cirugía alrededor de los 3 a 6 meses, pudiendo, si era posible, esperar hasta el año de edad. Era muy pronto para operar en ese momento, y podíamos esperar.

A veces, la angustia y la influencia de familiares, junto con el aturdimiento provocado por la noticia inicial, llevan a los padres a buscar una segunda e incluso una tercera opinión. Esto es completamente válido y, en ocasiones, recomendable, ya que como padres tienen derecho a hacerlo. Sin embargo, ir de consulta en consulta puede generar más dudas y confusión.

En este caso, los padres buscaron una segunda opinión, donde les propusieron realizar una cirugía en ese momento: un cerclaje (colocar una especie de cinturón en la arteria pulmonar). Este es un procedimiento paliativo mencionado anteriormente, que sirve para disminuir el flujo sanguíneo a los pulmones, lo que permite que los pacientes mejoren, ganen peso y lleguen a la cirugía en mejores condiciones.

Actualmente, este tipo de procedimiento solo se realiza en casos muy específicos, como en pacientes desnutridos, con cuadros respiratorios frecuentes o con cardiopatías complejas que requerirán varias cirugías. Con solo 16 días de vida, aún no sabíamos cómo evolucionaría el bebé.

Posteriormente, los padres acudieron a una tercera opinión, donde se les comentó que lo ideal era esperar y evitar así una cirugía adicional, llevándolo directamente a la cirugía correctiva en un solo procedimiento. En este caso, no supe cuál fue la decisión final de los padres, pero estoy segura de que fue la que consideraron mejor para el bienestar de su pequeño.

En lo personal, no puedo traicionar mi moral ni mi ética solo para quedar bien con el paciente. No haría algo que sé que no es lo justo ni lo adecuado para el bebé. Lo único que nos queda como médicos y que nos da tranquilidad es saber que damos información basada en conocimientos y en la experiencia que nos dan los años.

Este ejemplo demuestra que existen múltiples procedimientos y que cada médico tiene sus propios protocolos. Por ello, la confianza entre los padres y el médico es crucial. Considero que la confianza representa el 50 % del éxito en estos casos; el resto depende de otros factores. Mi consejo es el siguiente:

1. **Antes de acudir al cardiólogo por primera vez**, busquen referencias, investiguen sobre su desempeño profesional, lugares de trabajo y años de experiencia. Así, tendrán una idea del tipo de profesional al que consultarán.

2. **No tomen decisiones apresuradas,** esperen una segunda cita y planteen al cardiólogo sus dudas y miedos. Escuchen lo que posiblemente, debido al impacto inicial de la noticia, no lograron asimilar.

3. **Recuerden que la recuperación de un niño con cardiopatía es un trabajo en equipo:** padres, familiares y médicos deben colaborar dando lo mejor de sí, ya que los más beneficiados serán los niños.

Si te dijera que no te preocupes, sería absurdo. Claro que te vas a preocupar; sería extraño si no lo hicieras. Sin embargo, no dejes que la preocupación nuble tu razón. Busca siempre las mejores manos que permitan que tu hijo sea parte de ese 89 % de la población adulta con una vida normal que logra superar una cirugía cardíaca.

13. Consejos

Todo lo referente a enfermedades cardíacas genera mucho estrés tanto en los familiares como en los médicos. El conocimiento sobre estas afecciones es limitado en áreas fuera de la cardiología pediátrica, y debido a las múltiples formas de presentación, así como a la posibilidad de complicaciones y, en ocasiones, a lo complejo de los tratamientos quirúrgicos y hemodinámicos, todo lo referente a las cardiopatías congénitas resulta estresante.

El avance actual en esta área ha sido sorprendente. Desde el uso de la ecocardiografía fetal para la detección de cardiopatías antes del nacimiento, que debe realizarse entre las semanas 18 y 22 de embarazo, hasta la implementación del tamizaje cardíaco en el recién nacido entre las primeras 24 y 72 horas, se ha permitido que este tipo de enfermedades en la estructura del corazón tengan un mejor pronóstico. Al saber antes del nacimiento o en los primeros días sobre la condición, la posibilidad de realizar una corrección sin que el bebé presente complicaciones puede mejorar la supervivencia y la calidad de vida.

La mortalidad por enfermedades cardíacas en sí es baja en esta época, especialmente en centros especializados. Sin embargo, los índices de mortalidad son más elevados en malformaciones cardíacas con muchas alteraciones asociadas, ya sea a nivel cardíaco o en otros órganos. También ocurre en pacientes que han recibido tratamientos quirúrgicos con técnicas muy complejas.

En la actualidad, gracias a los avances en genética, se han logrado identificar genes relacionados con el riesgo de desarrollar enfermedades en el músculo del corazón o problemas en los impulsos eléctricos. Esto permite determinar qué pacientes tienen altas probabilidades de presentar una muerte inesperada, especialmente entre jóvenes deportistas de alto rendimiento, lo que hace más segura, hasta cierto punto, la práctica deportiva.

Sería imposible abordar todas las dudas o hablar de todos los temas relacionados con los problemas cardíacos en este pequeño libro/manual, que es solo la punta del iceberg. El tema de este tipo de enfermedades es más complejo de lo que parece, por lo que debemos estar bien informados. La información bien utilizada es poder, ya que permite a los padres tomar las mejores decisiones para el bienestar de sus hijos y de ellos mismos.

Para concluir este primer intento de acercarme a más personas no relacionadas con la medicina, pero que, por desgracia, tienen un hijo o familiar con alguna enfermedad cardíaca, quisiera compartir algunos consejos que espero sean útiles:

1. La culpa en este tipo de problemas no existe, y sentirla no ayuda. Nos nubla el entendimiento y puede llevarnos a tomar decisiones más basadas en las emociones que en la razón. Es difícil, pero más aún cuando no sabemos a qué nos enfrentamos y dejamos que otras personas decidan o influyan en decisiones que deberían ser exclusivamente de los padres o tutores.

2. Todos los padres o encargados de un niño/joven que atraviesan algo así experimentan un trauma. A veces, nos volvemos sobreprotectores, lo que puede generar más problemas. Es muy importante buscar ayuda psicológica que aclare nuestros sentimientos e ideas, para sobrellevar este camino, que a veces se torna turbio y oscuro. La ayuda profesional nunca está de más y es invaluable para aprender a cargar con nuestra alma y pensamientos.

3. Es fundamental buscar información directamente de profesionales. Navegar por internet y redes sociales puede aumentar el estrés, ya que, en ocasiones, la información no está bien fundamentada o la terminología médica resulta incomprensible, lo que puede generar

confusión o malas decisiones. Busca profesionales con experiencia y capacidad para explicarte y resolver todas tus dudas.

4. Sé que puede ser difícil recordar el diagnóstico de la enfermedad cardíaca de tu hijo. Te aconsejo anotarlo y tenerlo en un lugar de fácil acceso. Esto será útil si acudes a un servicio de urgencias o a una consulta con un médico no familiarizado con estas enfermedades. Es importante, además, tener una lista de los medicamentos administrados, con sus dosis y horarios, ya que esto facilitará el manejo de enfermedades no relacionadas con el corazón o la descompensación de las mismas.

5. Si tu hijo tiene una enfermedad cardíaca, acude a todas sus citas de control. No las dejes pasar. Aunque tu hijo se encuentre bien, algunas enfermedades no generan síntomas y pueden manifestarse cuando el problema ha avanzado, con trastornos en el ritmo cardíaco o incluso muerte súbita. El seguimiento médico es crucial.

6. Recuerda que no es lo mismo un cardiólogo de adultos que uno pediátrico. Busca atención con especialistas en el manejo de estas enfermedades. Aunque existan excelentes cardiólogos para adultos, muchas veces sus conocimientos no abarcan las patologías infantiles. Actualmente, hay más cardiólogos pediátricos que hace 20 años, lo que facilita encontrar uno cerca de tu localidad. Asegúrate de que esté certificado.

7. Si a tu hijo se le detecta un soplo, no te angusties. El soplo, mientras más edad tiene el niño, es menos probable que se trate de algo grave. Las enfermedades cardíacas más graves se detectan principalmente en los primeros tres meses de vida. Recuerda que el soplo es solo algo que se escucha; no es propiamente la enfermedad. No te angusties, pero busca al médico experto

en estos problemas para que evalúe y explique con detalle lo que sucede en el corazón de tu hijo. El que desespera, pierde.

8. Si ves que tu niño se pone morado, observa en qué situaciones ocurre. Generalmente, cuando es un problema cardíaco, esta coloración no desaparece y, con el tiempo, se incrementa. Es muy raro (aunque no imposible) que después de los dos años se presente la coloración azulada en niños debido a una afección cardíaca. En la mayoría de los casos, ya hay signos previos que podrían haber pasado desapercibidos. Por eso, acude regularmente a las citas de control del niño sano con tu pediatra de cabecera, especialmente durante el primer año de vida, ya que él se dará cuenta si algo anda mal y solicitará oportunamente la revisión por especialistas.

9. Para evitar las pérdidas de conocimiento, es muy importante mantener un buen estado de hidratación. La OMS recomienda 35 ml/kg al día, pero en ocasiones esto no es suficiente, ya que la cantidad de agua dependerá del lugar donde vive, la actividad física realizada y las condiciones propias de tu hijo. ¿Cómo saber si está bien hidratado? ¡Revisa la orina!

10. Además de la hidratación, es muy importante mantener una vida activa y evitar el sedentarismo, ya que esto influye en el buen funcionamiento del sistema cardiovascular. La OMS recomienda 150 minutos de ejercicio cardiovascular a la semana con el objetivo de mantener un peso adecuado y evitar comorbilidades relacionadas con la obesidad, como hipertensión arterial, diabetes y colesterol elevado.

11. Recuerda que el dolor de pecho en los niños es algo frecuente, pero, gracias a Dios, es muy poco probable que sea de origen cardíaco. Los dolores tipo pinchazos, calambres o con sensación de falta de aire y llanto gen-

eralmente tienen un origen diferente al corazón. Así que no te estreses, pero, si necesitas tranquilidad, acude con el cardiólogo pediatra, quien valorará a tu hijo y explicará lo que está sucediendo.

12. Las alteraciones en el ritmo cardíaco de los niños son frecuentes y, en muchas ocasiones, no representan ningún peligro. Hay que estar atentos a su forma de presentación y los síntomas asociados. Te recomiendo tener un monitor de frecuencia cardíaca, como un oxímetro o un reloj inteligente, para llevar un registro de la frecuencia cardíaca y observar su comportamiento.

13. Si tu hijo va a practicar algún deporte con miras competitivas, te recomiendo realizar una valoración cardiológica previa con el fin de detectar factores de riesgo para el desarrollo de arritmias durante el ejercicio o la posibilidad, aunque escasa, de muerte súbita relacionada con el deporte. Acude con personas expertas en el tema para realizar los estudios adecuados a tu hijo, ya que muchas veces, con solo un interrogatorio, exploración física y un electrocardiograma (ECG), se pueden determinar factores de riesgo.

14. Es difícil diagnosticar trastornos del ritmo, ya que, en la mayoría de las ocasiones, durante la consulta la arritmia no está presente. Por lo tanto, es muy importante realizar el electrocardiograma durante los síntomas de palpitaciones o taquicardias, ya que se necesita documentar la actividad eléctrica en esos momentos. Si puedes acudir a la consulta con este electrocardiograma, te aseguro que tu médico cardiólogo lo agradecerá y le facilitará el diagnóstico.

15. Los cateterismos cardíacos son, en la actualidad, procedimientos seguros y confiables. En algunas enfermedades, incluso, están sustituyendo a la cirugía cardíaca. Al ser menos invasivos, los riesgos son menores, pero

es importante tener en cuenta que siguen siendo procedimientos médicos, y como tales, implican riesgos.

16. Actualmente, el riesgo de las cirugías cardíacas depende del tipo de enfermedad y del procedimiento a realizar. Habla con el médico cirujano antes de la cirugía; expón todas tus dudas y pregunta sobre lo que se hará y lo que se puede esperar. Siempre con la mente abierta y el corazón sereno, aunque lo que escuches no sea de tu agrado. Recuerda que el médico no busca dañar a tu hijo ni experimentar, sino salvarle la vida y darle la mayor posibilidad de una vida normal. Ten fe y confía.

17. Consultar con varios médicos puede ser agotador emocional y económicamente. Aunque siempre tienes derecho a buscar una segunda o tercera opinión, hacerlo en exceso podría incrementar las dudas y dificultar las decisiones. La confianza entre médico y paciente es fundamental para el pronóstico de tu hijo. Haz todas las preguntas necesarias y, si no te sientes tranquilo, busca una segunda opinión.

18. Infórmate antes de acudir con el cardiólogo pediatra. Investiga su experiencia profesional, dónde trabaja y si está certificado. Conocer un poco sobre el médico antes de la consulta será importante para generar confianza y establecer una buena relación médico-paciente, base para una atención adecuada.

19. Si tu hijo tiene cardiopatía, pregunta sobre los riesgos y, con base en ello, establece un plan de emergencia: qué servicio de urgencias está cerca, qué acciones puedes realizar en caso de descompensación y ten a la mano el teléfono del médico. Úsalo sabiamente para evitar situaciones como las de la fábula del pastor y el lobo. Comunícate solo en una verdadera emergencia.

20. Si tu hijo ha sido operado del corazón o tiene una cardiopatía compleja, considera tomar un curso básico de reanimación en tu localidad. Esto te preparará para actuar en caso de eventos como arritmias o síncopes de origen cardíaco que pongan en peligro su vida. El conocimiento es poder y podría salvar la vida de tu hijo.

21. Como padres, tomamos decisiones por nuestros hijos creyendo que son lo mejor para ellos en ese momento. No te culpes si las cosas no salen como esperabas. Vivamos tranquilos, sabiendo que hicimos lo correcto con la información disponible.

22. La vida no es buena ni mala; es solo la vida. No hay castigos divinos. Disfruta a tus hijos, sanos o enfermos. No busques culpables; busca soluciones. Mantente sano física y emocionalmente para brindar el apoyo que tu hijo y tu familia necesitan.

Espero haber contribuido a resolver algunas de las dudas y a calmar el tormento interno que genera esta situación.

Lecturas recomendadas

Hematología básica (Carlos Silvestre Ron Guerrero y César Martínez Ayón)

El A, B y E de la Enfermedad Pulmonar Obstructiva Crónica (EPOC). Actualización 2024 (Samuel Pecho Silva)

Histodiagnóstico. Patología gastrointestinal (Fernando Antonio Arévalo Suárez)

Cáncer: Todo lo que deberías conocer. ¿Qué hay alrededor de un paciente con cáncer? (Rogelio Martínez Macias)